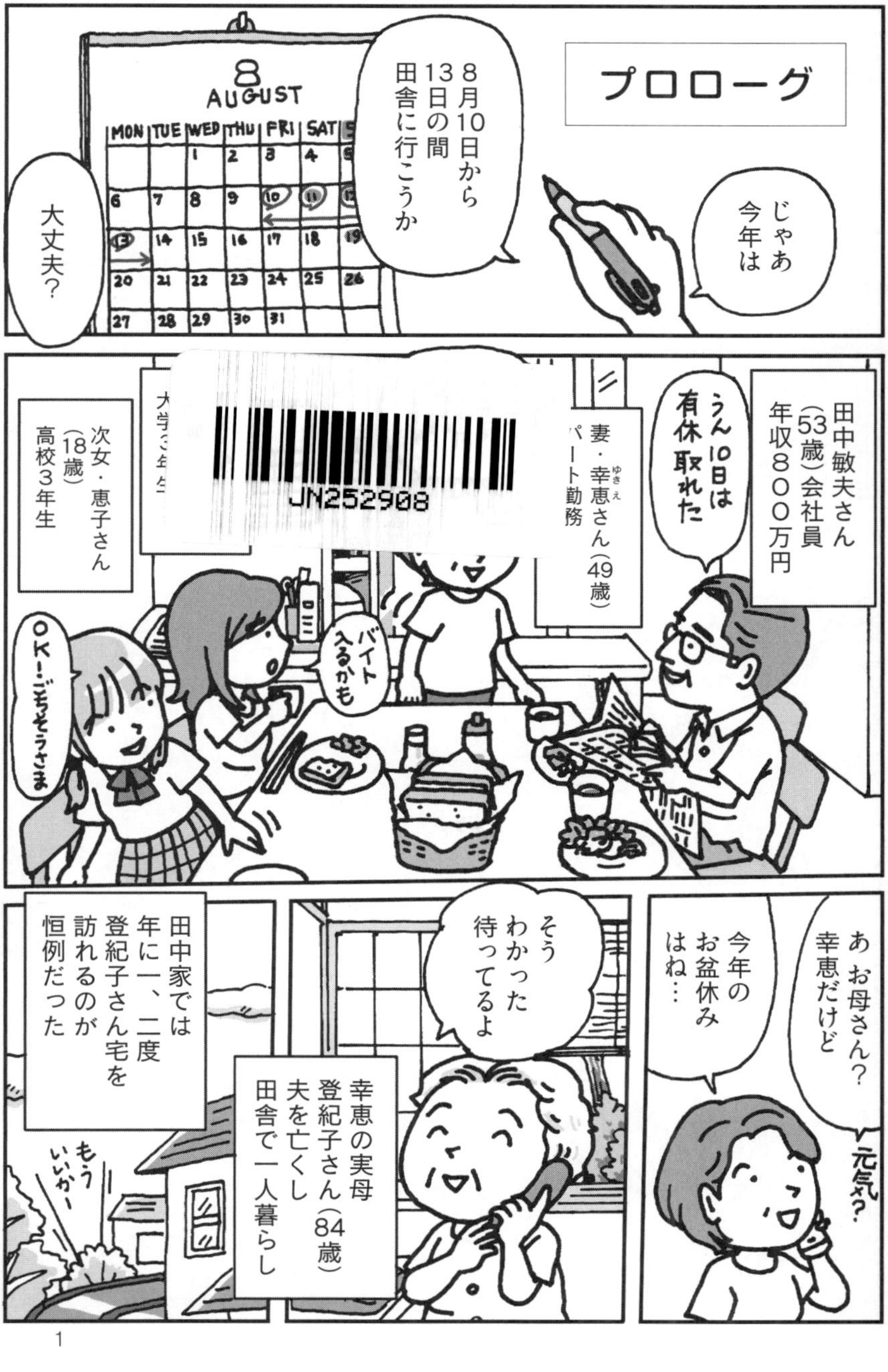
プロローグ
じゃあ今年は
8 AUGUST
MON TUE WED THU FRI SAT
8月10日から13日の間田舎に行こうか
大丈夫？
田中敏夫さん（53歳）会社員 年収８００万円
うん10日は有休取れた
妻・幸恵《ゆきえ》さん（49歳）パート勤務
バイト入るかも
次女・恵子さん（18歳）高校3年生
OK！ごちそうさま
あお母さん？幸恵だけど
今年のお盆休みはね…
元気？
そうわかった待ってるよ
幸恵の実母 登紀子さん（84歳）夫を亡くし田舎で一人暮らし
田中家では年に一、二度登紀子さん宅を訪れるのが恒例だった
もういいかー

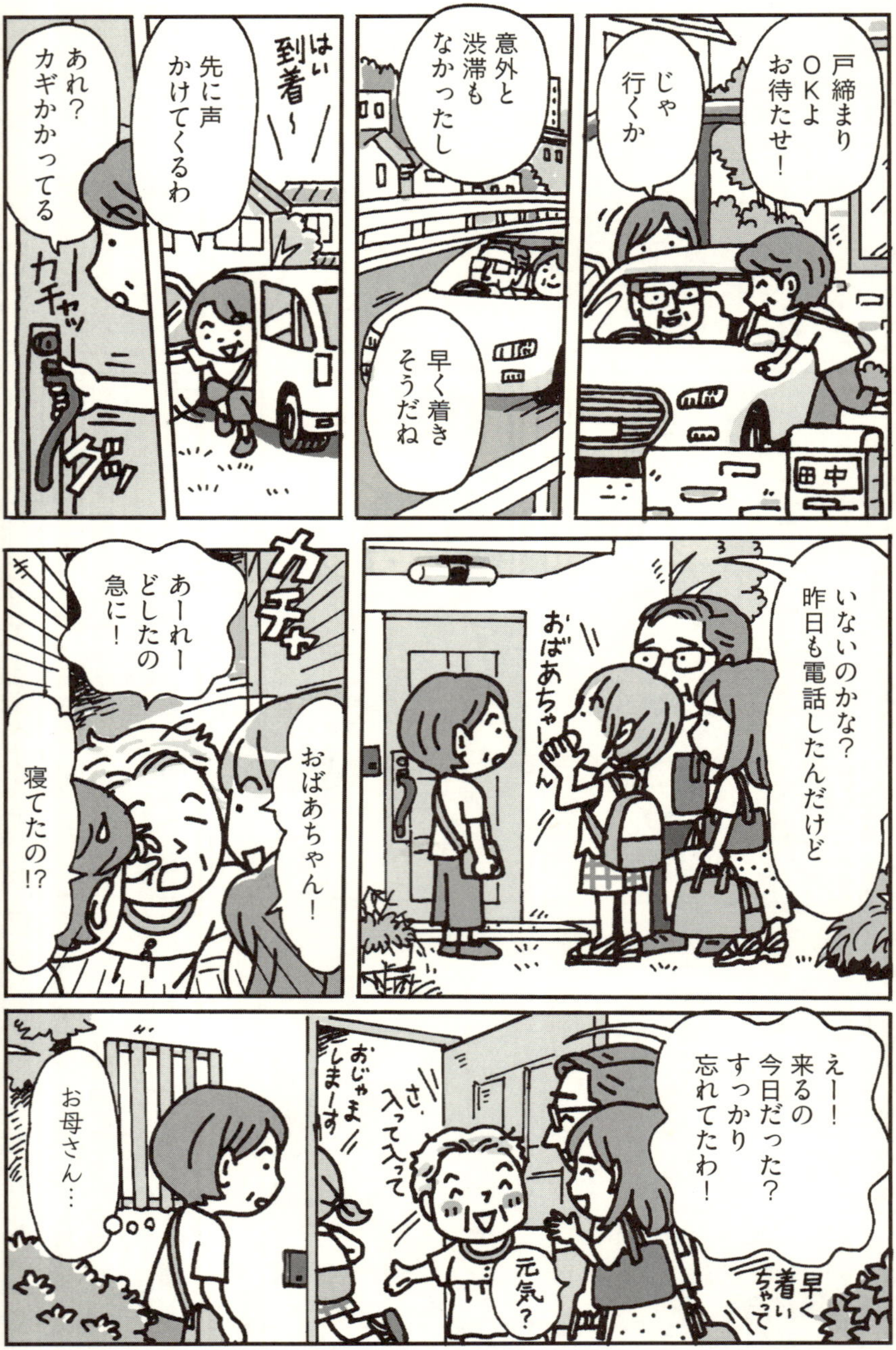
戸締まり
OKよ
お待たせ!
じゃ
行くか
意外と
渋滞も
なかったし
早く着き
そうだね
はい
到着～
先に声
かけてくるわ
あれ?
カギかかってる
カチャッ
グッ
いないのかな?
昨日も電話したんだけど
おばあちゃーん
カチャ
あーれー
どしたの
急に!
おばあちゃん!
寝てたの!?
えー!
来るの
今日だった?
すっかり
忘れてたわ!
早く
着いちゃって
さ、
入って入って
おじゃま
しまーす
元気?
お母さん…

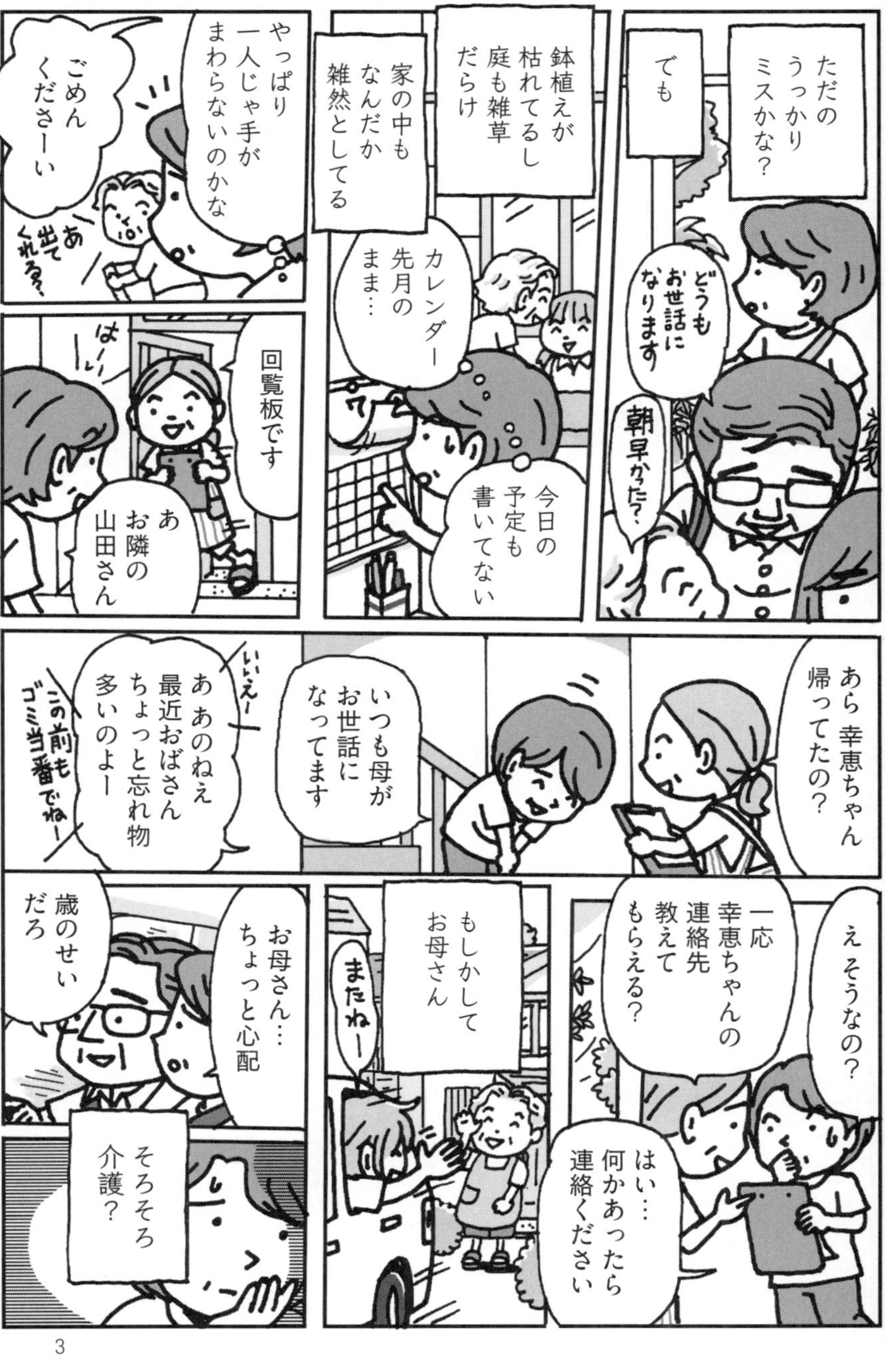
ただのうっかりミスかな？
でも
どうもお世話になります
朝早かった？
鉢植えが枯れてるし庭も雑草だらけ
家の中もなんだか雑然としてる
カレンダー先月のまま…
今日の予定も書いてない
やっぱり一人じゃ手がまわらないのかな
ごめんくださーい
あ 出てくれる？
はっ!!
回覧板です
あ お隣の山田さん
あら 幸恵ちゃん帰ってたの？
いつも母がお世話になってます
いいえー
ああのねえ 最近おばさんちょっと忘れ物多いのよー
この前もゴミ当番でねー
え そうなの？
一応 幸恵ちゃんの連絡先教えてもらえる？
はい… 何かあったら連絡ください
もしかして お母さん
またねー
お母さん… ちょっと心配
歳のせいだろ
そろそろ介護？

1 介護は情報戦。40代になったら考え始めよう

人生で「介護」について考えはじめるのは、何歳ぐらいからだろうか？　祖父母の介護を目の当たりにした人は、20代で真剣に考えはじめるかもしれないが、多くは、冒頭に紹介した田中幸恵さんのように、40代、50代からではないだろうか。

そんな「介護を考えはじめた」人たち、とくに１９７１～74年に生まれた、「団塊ジュニア」と呼ばれる世代にぜひ読んで欲しいのが、本書だ。

おもに40代の人ということになるが、なぜかといえば、その人たちの目前に迫っている「50代」は、真に多難な時期だからだ。冒頭のマンガの主人公・田中夫妻のように、これからさまざまな課題が一気に押し寄せる。たとえば、

◇雇用問題

50代はリストラに遭いやすい年代であり、会社の経営次第ではいわゆる「肩たたき」の対象となる可能性が否定できない。実際、２０１８年４月の完全失業者数を見ると、45～54歳では男性約19万人、女性約14万人となっている。45歳を過ぎると、転職先を見つけるのは容易ではない。ちなみにそれ以降はどうかというと、55～59歳では、男性約９万人、

女性約6万人と、これも決して少なくない。

◇**熟年離婚の危機**

２０１７年の婚姻件数は約60万７０００組だった。一方で、離婚件数は約21万２０００組。昨今は熟年離婚が増えてきており、結婚20年以上たってから離婚してしまうケースが、２０１７年には全離婚件数の約18％を占めている。

◇**自殺のリスク**

２０１７年に自殺した方は約2万１０００人で、その3割以上が40～50代となっている。ちなみに40～50代の自殺の第一の原因は「健康問題」で、これが約44％となっている。

◇**健康問題**

50代になると、がんになる可能性も高まり、健康状態にも問題が生じてくる。たとえば２０１７年の全死亡者１３４万４０００人のうち、27・８％が悪性新生物（がん）で亡くなっている。しかも、この悪性新生物で亡くなった総数のうち、40～59歳が占める割合は７・２％となっている。

と、少し統計をひもといただけでも、これだけのリスクが見えてくる。ここに親の介護が加わったらどうなるだろう。複数の課題に押しつぶされてしまうかもしれない。幸いそうならなかったとしても、目の前のことに手一杯となり、自分の将来のことにまで考えが及ばなくなってしまうのではないか。

追い打ちをかけるように、日本の社会保障制度をめぐる状況は厳しくなっている。

我が国の社会保障制度は、現役世代が高齢者層を支える「世代間扶養」が基本となっている。ところが、日本人の平均寿命が延び、同時に出生率が低下した結果、現在の医療・介護システムがそのまま維持できるとは言えない状態になってきているのだ。

ある推計によると、1960年には現役世代11・2人で高齢者1人を支えればよかった。ところが2010年にはその現役世代の数が2・8人に減り、2060年には1・3人にまで減ってしまうといわれている。これでは、医療や介護のサービス低下は避けられない。

既に介護保険の自己負担は、「一律1割」から、「高齢者の所得に応じて1~2割」へと引き上げられた。今後、自己負担が一律2割となり、最悪、3割となる可能性も否定できない。実際、2018年8月からは、高所得者に限って自己負担は3割となった。また、現在の後期高齢者医療制度では、75歳以上が負担する医療費は被保険者の所得により1割または3割だが、これも一律2割もしくは3割となるかもしれない。

一方、老後の生活資金となる年金はどうか。現在は65歳から支給が開始されているものの、(これは筆者の個人的な予想ではあるが) 団塊ジュニア世代は、支給開始年齢が70歳に引き上げられてもおかしくないと思う。

こうした事実や予測をふまえると、老後の設計は、できれば多難な時期を迎える50代より前、つまり40代から考えていかなければならないといえる。もちろん、30代から考えてもいいし、50代でも遅すぎるということはないのだが。

しかし40代にもなると、仕事や家族関係は容易には変えられない。預貯金も一気に増やせない。そんなときに、何から備えればいいだろうか。筆者は、まず「介護について知る」ことをお勧めしたい。

いい介護サービスを受けられるかどうかは、得ている情報次第で決まる。親や配偶者のために入手した情報は、きっと自分のためにも役に立つ。逆に、何も知らないで介護に臨むと、想定もしなかった事態に戸惑い、余計な負担まで背負い込んだ結果、心身の健康を害することにもなりかねない。

とはいえ生活状況は人さまざまで、介護保険制度は複雑だ。すべてを網羅しても、多忙な40代にじっくり読んでいる時間はないだろう。そこで本書では、介護に直面したときパニックにならないために、最低限、知っておかないとまずいことを、手短に77の項目にまとめた。問題解決のヒントになり得る情報もつけてある。冒頭から読んでもいいし、目次を見ながら、興味のある項目から読んでもらっても構わない。

「介護施設を選ぶときのポイントは？」

「介護が必要になったらいくらかかる？」

など、自分にとって気になる箇所から読めることが本書の特徴である。

　私はかつて、ケアマネジャー（ケアマネ、正式には「介護支援専門員」と呼ばれる。詳しくは39参照）として介護の現場で働いていたことがある。ケアマネとは、介護費用の計算やサービス調整などを職務とするまとめ役、文字通りの「マネジャー」だ。大学で教えるようになった今でも、年間20ヵ所は各地の施設や支援センターなどを見学させていただき、現場の職員などから話をうかがっている。そういった現場体験のなかで得られたエピソードや知識も、随所に盛り込んだ。

　情報は匿名または仮名で載せ、プライバシーに配慮して手を加えてあるが、この先マンガで紹介していく田中さん一家の事例を含め、事実の趣旨は変えていない。こうした工夫によって、現場の雰囲気が少しでもリアルに伝わればありがたい。まだ介護をよく知らない読者にとって、本書が何らかの羅針盤となれば幸いである。

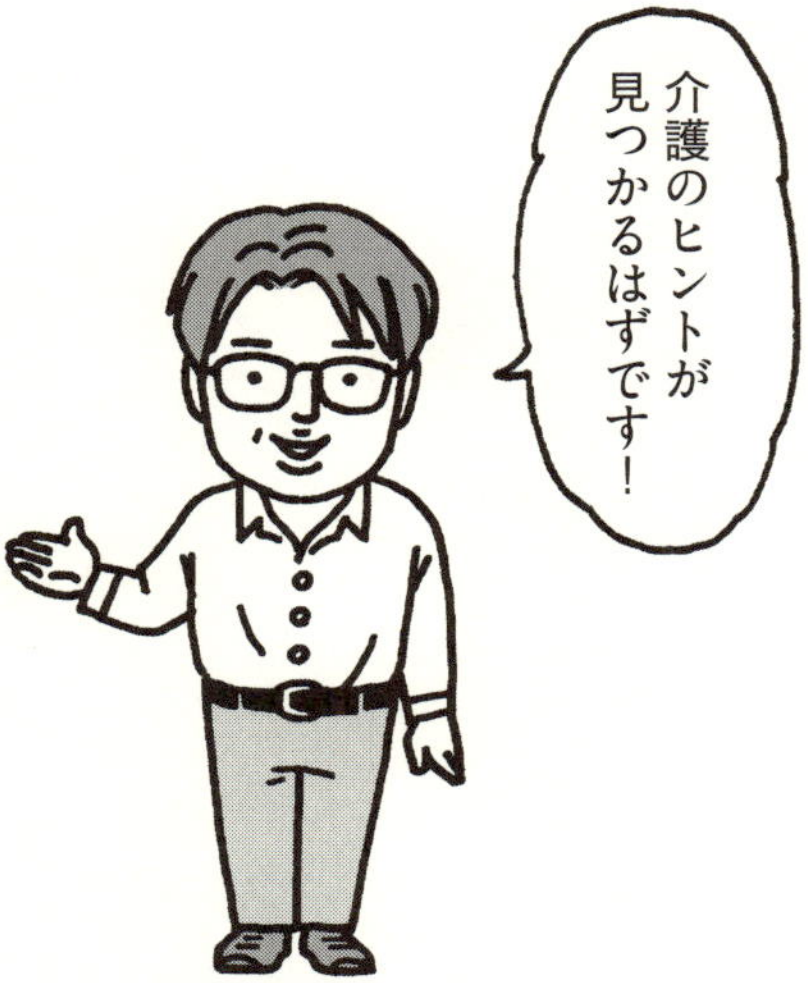

著者　結城康博

【目次】

第2章 待ったなし！ 介護は急にやってくる

これは知っておこう！　対策と豆知識

第3章 知らないと損！　介護サービスとお金のこと

これは知っておこう！ 対策と豆知識

第4章 慣れても大変！ 在宅介護のリスクあれこれ

これは知っておこう！　対策と豆知識

第5章　ぜったい安心！　とは限らない施設介護

これは知っておこう！　対策と豆知識

第6章 避けて通れない！ 医療と看取りの話

これは知っておこう！ 対策と豆知識

第1章　数字で見る介護

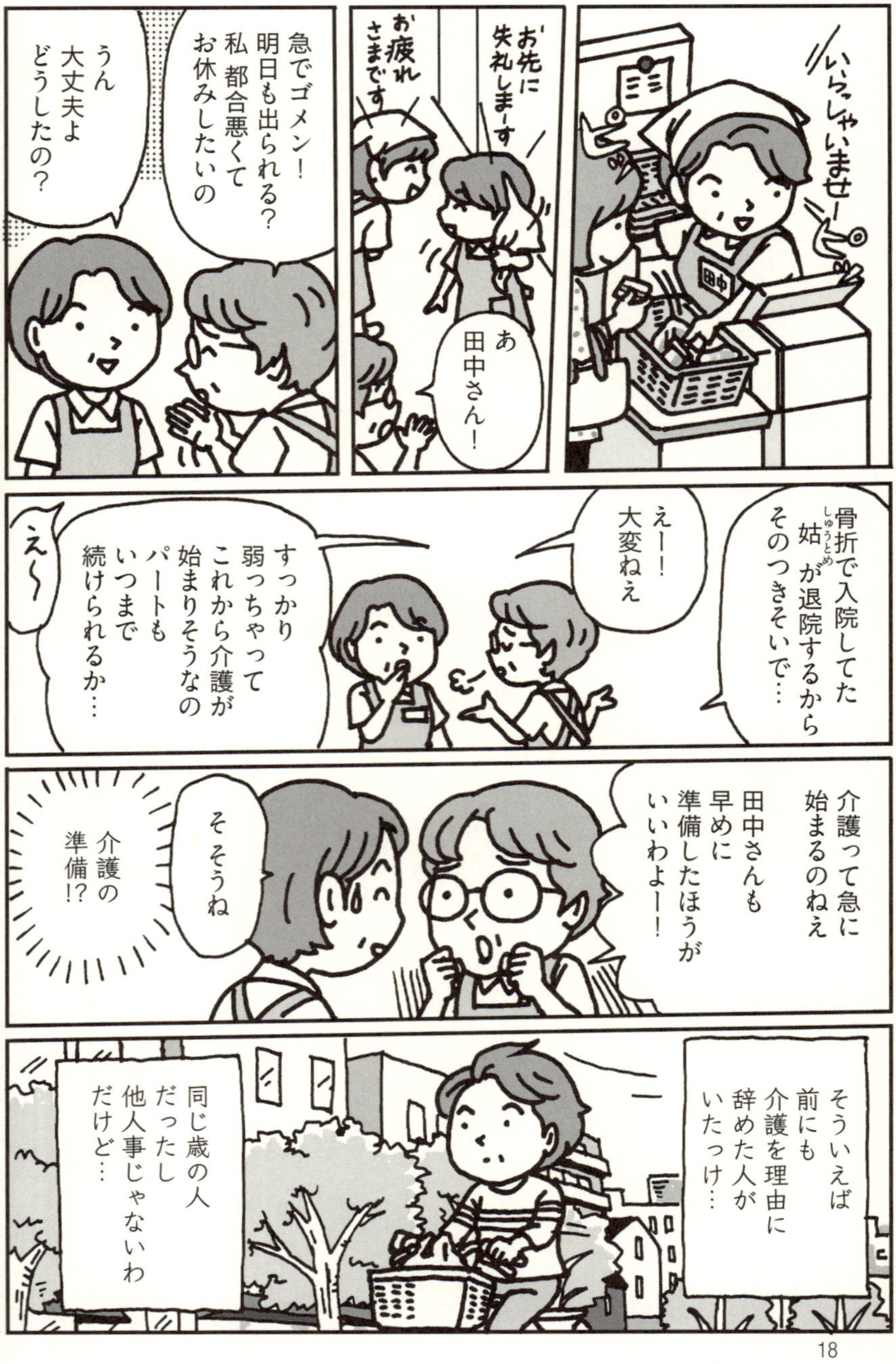
いらっしゃいませー
お先に失礼しまーす
お疲れさまです
あ 田中さん！
急でゴメン！明日も出られる？私 都合悪くてお休みしたいの
うん 大丈夫よ どうしたの？
骨折で入院してた姑《しゅうとめ》が退院するからそのつきそいで…
えー！大変ねぇ
すっかり弱っちゃって これから介護が始まりそうなの パートもいつまで続けられるか…
え〜
介護って急に始まるのねぇ 田中さんも早めに準備したほうがいいわよー！
そ そうね
介護の準備!?
そういえば前にも介護を理由に辞めた人がいたっけ…
同じ歳の人だったし 他人事じゃないわ だけど…

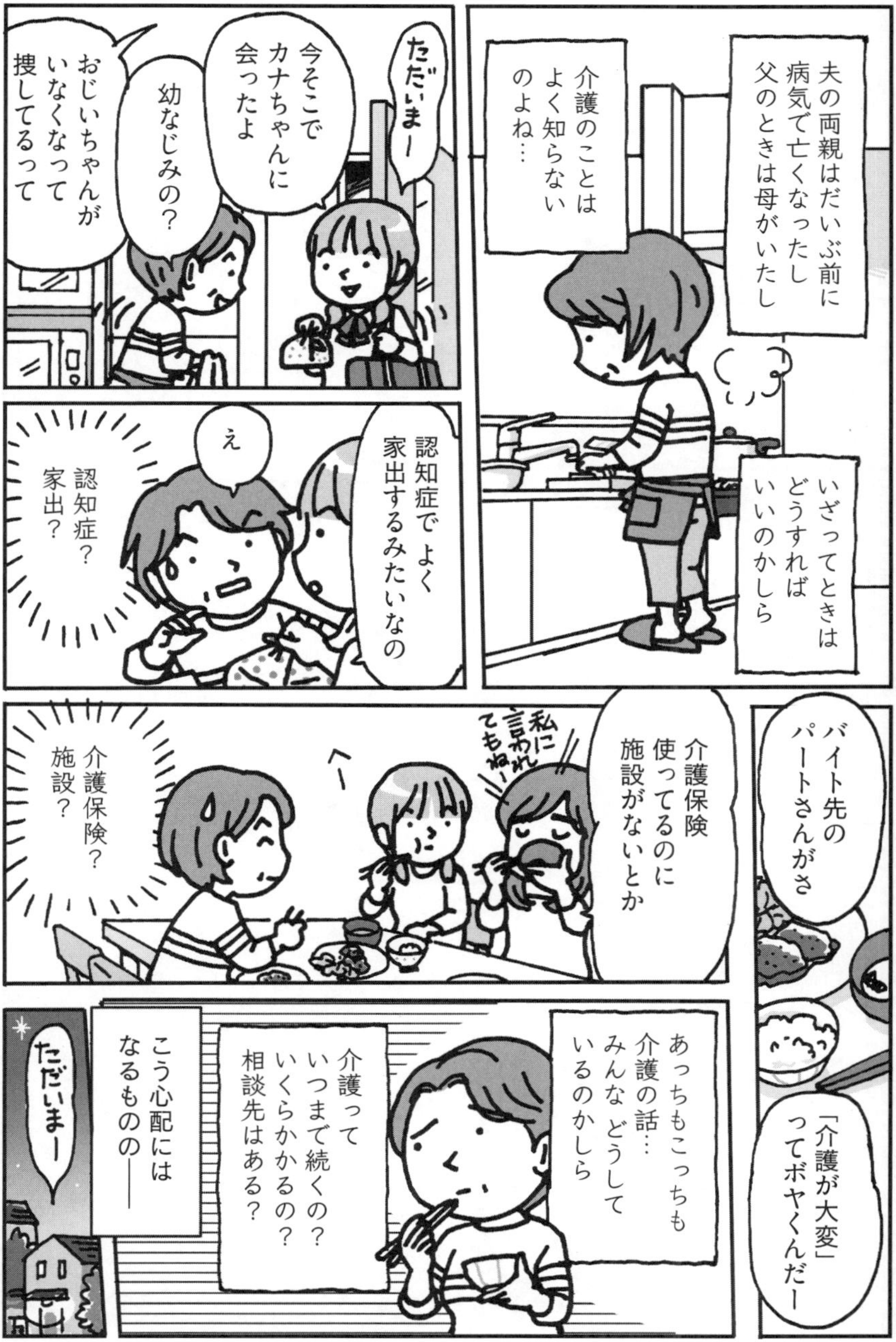
夫の両親はだいぶ前に病気で亡くなったし父のときは母がいたし
介護のことはよく知らないのよね…
いざってときはどうすればいいのかしら
ただいまー
今そこでカナちゃんに会ったよ
幼なじみの?
おじいちゃんがいなくなって捜してるって
認知症でよく家出するみたいなの
え
認知症? 家出?
バイト先のパートさんがさ
「介護が大変」ってボヤくんだー
介護保険使ってるのに施設がないとか
私に言われてもね!
へー
介護保険? 施設?
あっちもこっちも介護の話… みんなどうしているのかしら
介護っていつまで続くの? いくらかかるの? 相談先はある?
こう心配にはなるものの――
ただいまー

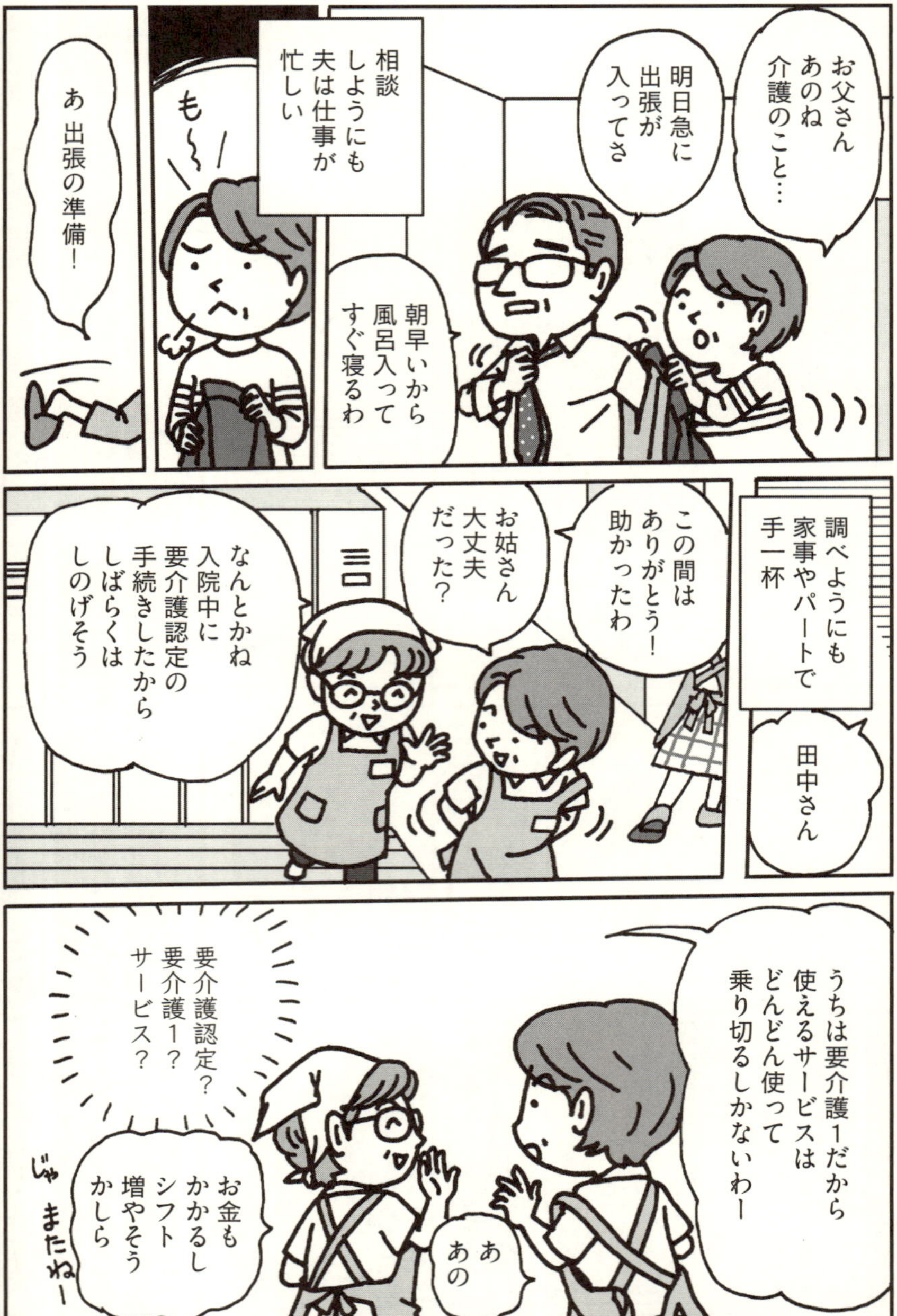
お父さん あのね 介護のこと…
明日急に出張が入ってさ
朝早いから風呂入ってすぐ寝るわ
相談しようにも夫は仕事が忙しい
も〜
あ 出張の準備!
調べようにも家事やパートで手一杯
田中さん
この間はありがとう!助かったわ
お姑さん大丈夫だった?
なんとかね 入院中に要介護認定の手続きしたからしばらくはしのげそう
うちは要介護1だから使えるサービスはどんどん使って乗り切るしかないわー
要介護認定? 要介護1? サービス?
あ あの
お金もかかるしシフト増やそうかしら
じゃ またねー

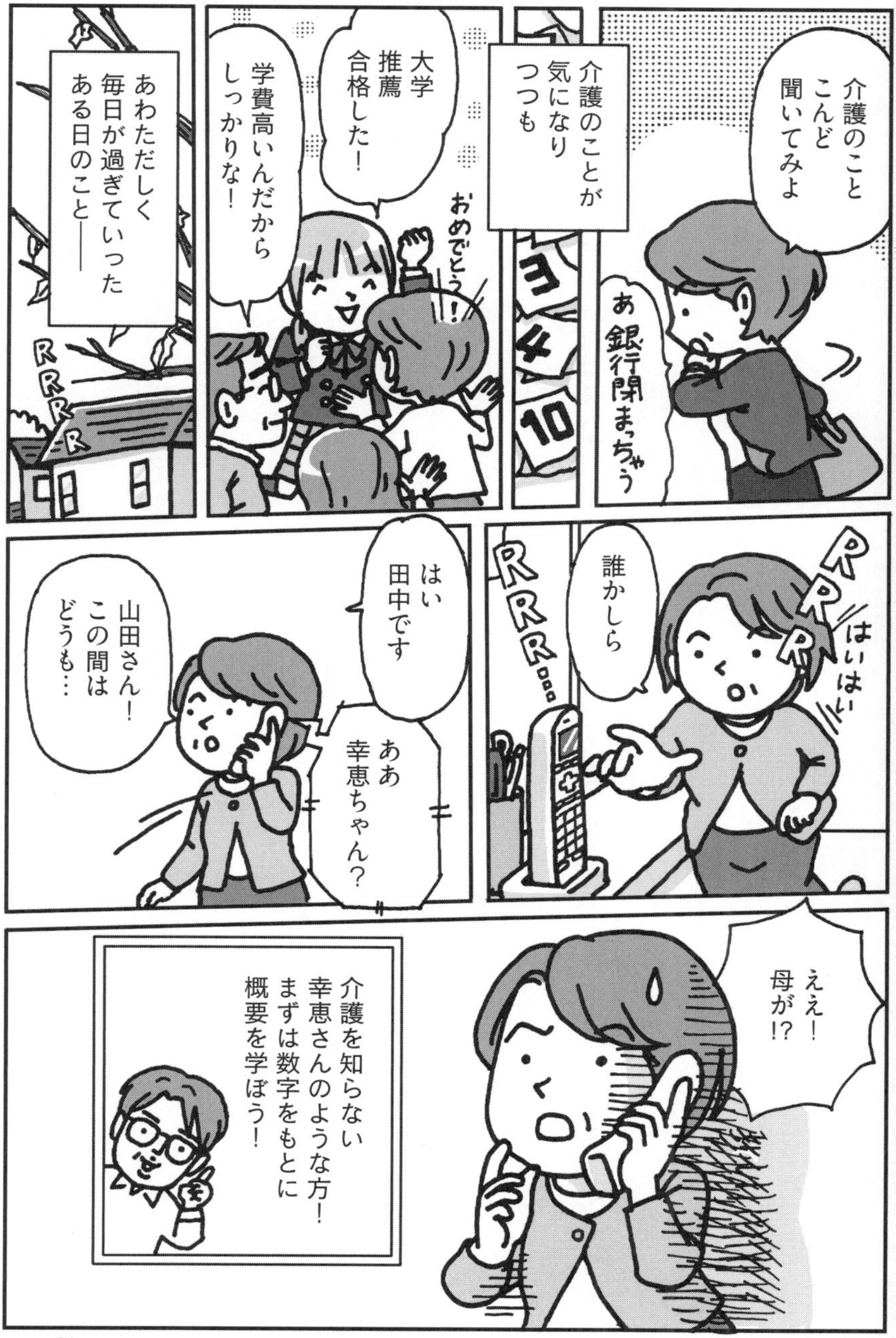
介護のこと　こんど　聞いてみよ
あ銀行閉まっちゃう
介護のことが気になりつつも
大学推薦合格した！
学費高いんだからしっかりな！
おめでとう！！
あわただしく毎日が過ぎていったある日のこと――
RRRR
RRR
はいはい
誰かしら
RRRR...
はい　田中です
ああ　幸恵ちゃん？
山田さん！　この間はどうも…
ええ！　母が!?
介護を知らない幸恵さんのような方！　まずは数字をもとに概要を学ぼう！

2

12年

親の世話に費やす平均年数

日本には現在、100歳を超える高齢者が約7万人いるという。世界でもトップクラスの長寿国で喜ばしいことだが、同時に「介護」という課題に直面してもいる。ここで「平均寿命」と「健康寿命」の差が重要となってくる。

平均寿命とは、0歳児が生きられる平均年数であり、健康寿命とは、その生きられる年数のうち、健康上の問題で不便を感じることなく生活できる平均期間のことだ。

したがって、平均寿命から健康寿命を引けば、目安ではあるが、病気などの問題を抱えて生活しなければならない期間がわかる。つまりその間、子は親の世話をせねばならない可能性が高い、ということになろう。

左の2つの図は厚労省の資料から作成したものだが、それによれば、平均寿命と健康寿命の差は女性では約12年、男性では約9年となっている。高齢者が元気なのは70代までで、それ以降は長期間、何らかの支援が必要になると考えたほうが無難なようだ。

図1-1　平均寿命と健康寿命の差

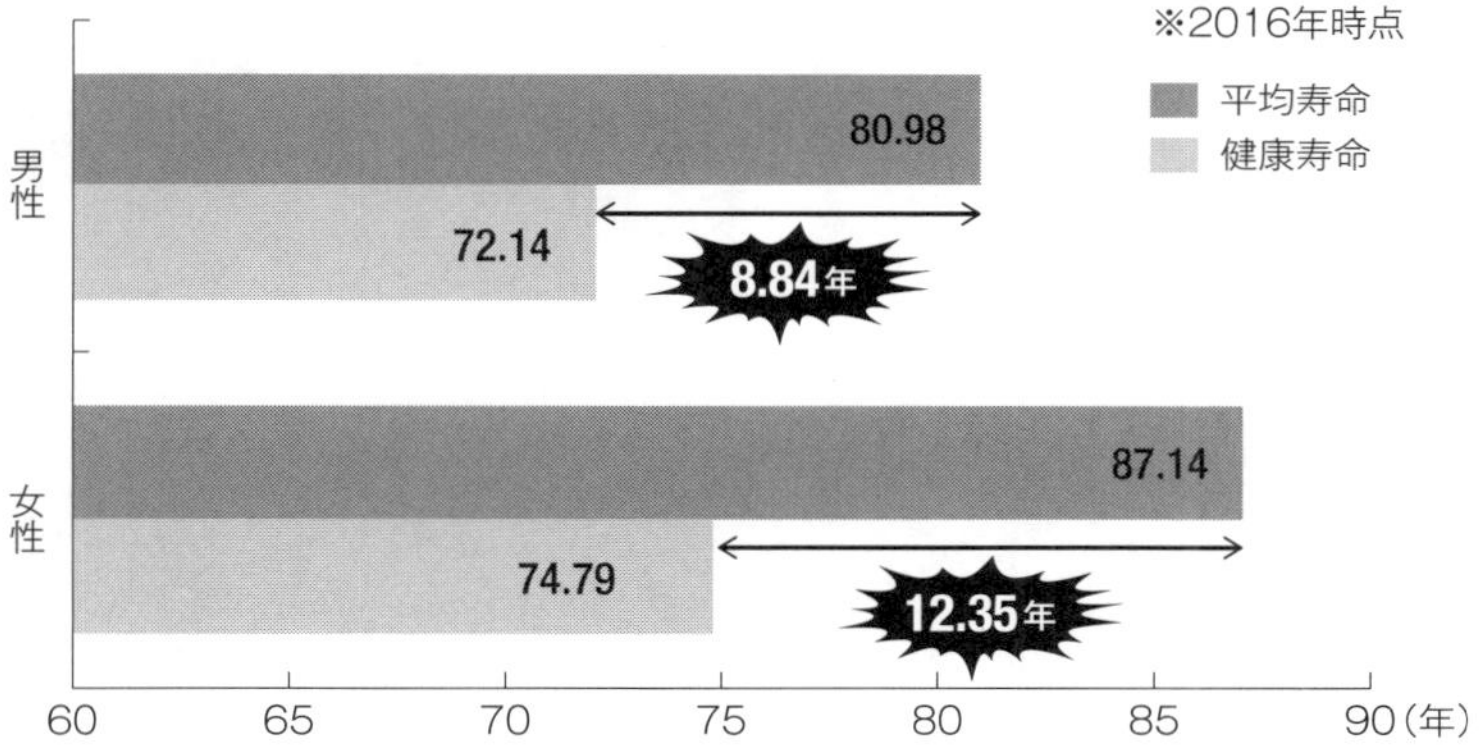

図1-2　平均寿命と健康寿命の推移

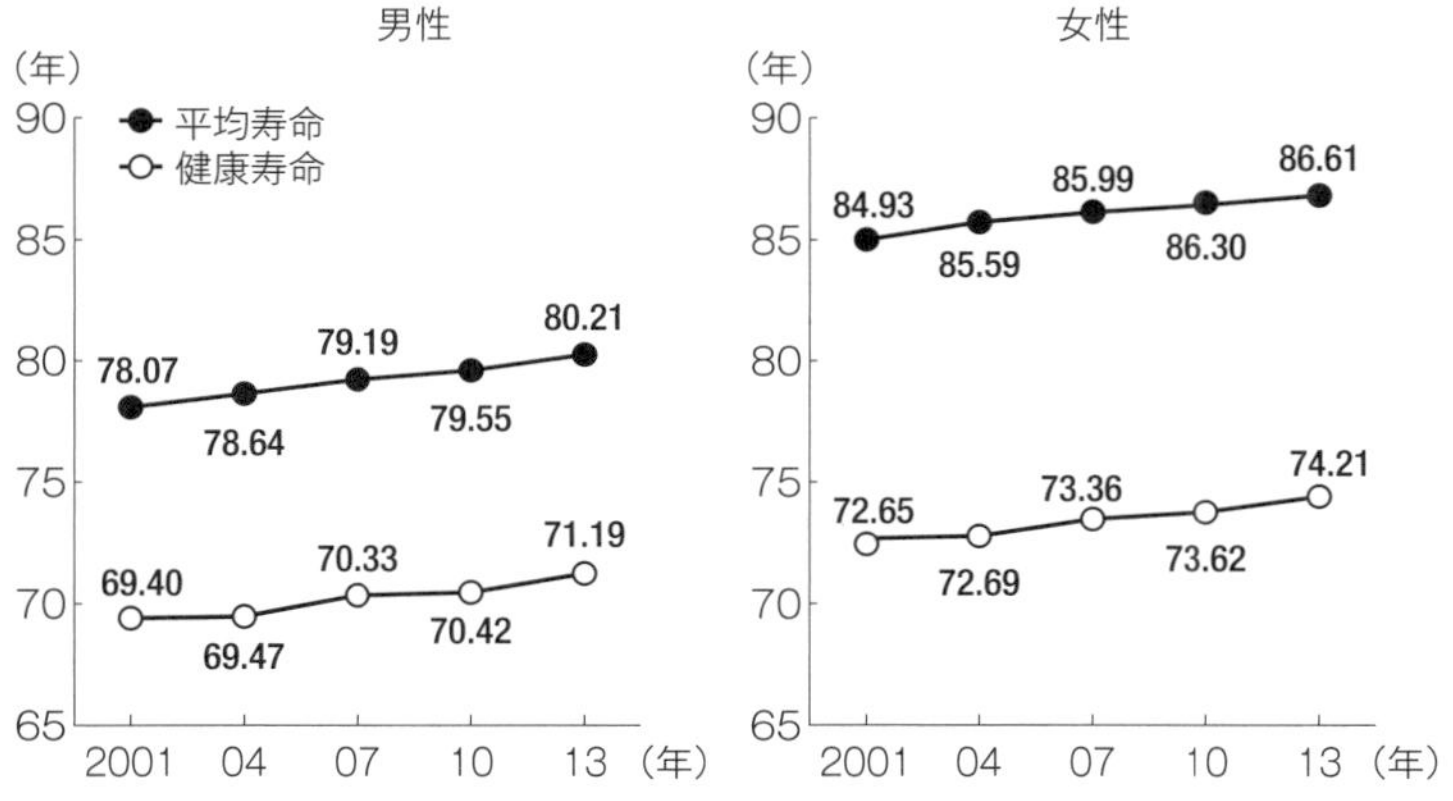

3

50代

介護に関わることになる年代

健康寿命はだいたい70代までと書いたが（2参照）、親が70代以降の息子や娘といえば、ちょうど40代、50代の働き盛りが多い。その年代の人たちが、この先、長期にわたって「親」の介護に直面することになる。

総務省「就業構造基本調査」によれば、介護をしている人は男女合わせて約557万人。60歳以上が約5割を占める。しかし、別の厚労省の統計を見ると、介護者のうち50代が占める割合は2割を超えている（図1－3参照）。つまり、まだ職場で現役の50代から介護に関わることになる可能性は、十分にあるわけだ。

そうなると気になるのが「仕事」だ。先の総務省の統計によると、働きながら介護に携わる人は、約291万人（男性が約131万人、女性が約160万人）で、そのうち約6割が40～50代だという。仕事と介護を両立させねばならない人たちが、すでに少なからずいるわけだ。

図1-3　介護者の年齢

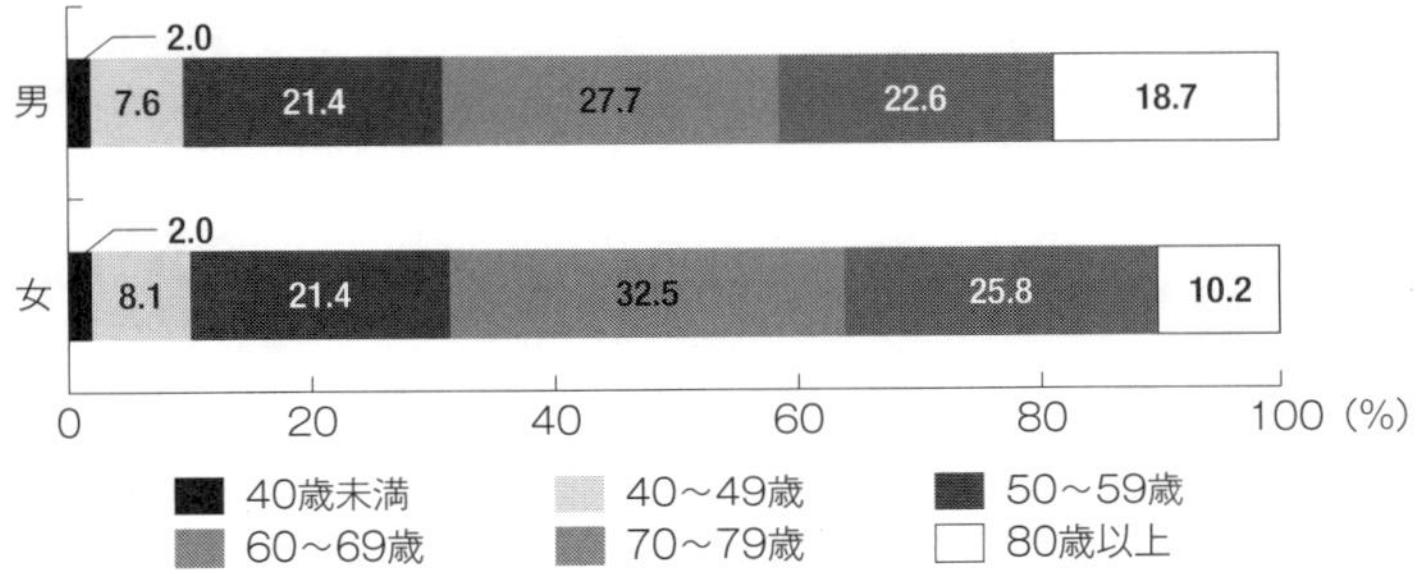

図1-4　介護・看護を理由に離職した人の数

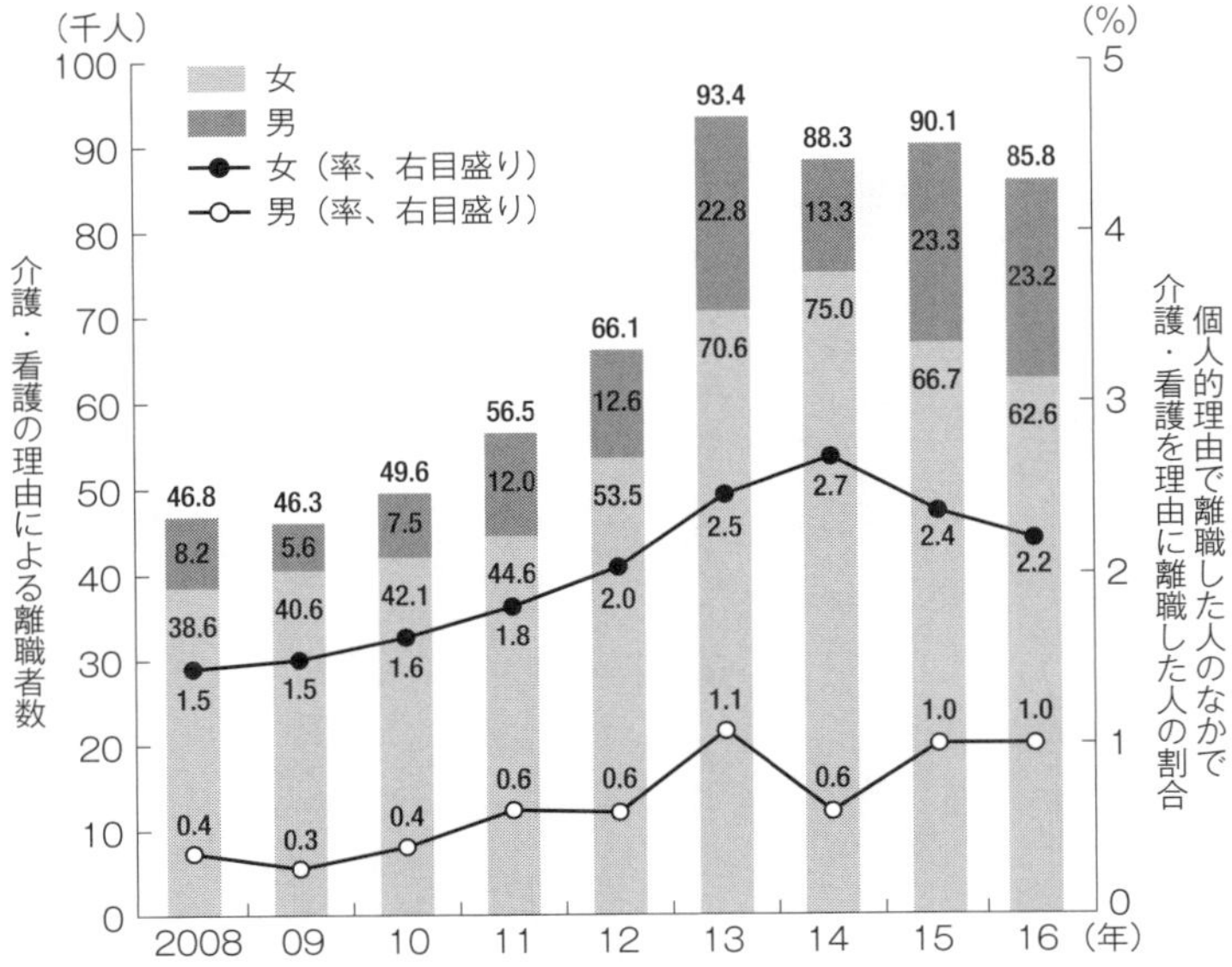

4

認知症

介護が必要になるいちばんの原因

図1－5は厚労省「国民生活基礎調査の概況」をもとに作成した表だが、2016年の欄を見ると、介護が必要になったおもな原因は、第1位が認知症である（24・8％）。テレビや新聞、雑誌などで頻繁に話題になっていることを考えれば、驚くような結果ではないかもしれない。実際、認知症の患者数も増えている（図1－6参照）。

原因の第2位は脳血管疾患だが（18・4％）、これは脳卒中とほぼ同じ意味と考えていい。要は脳の血管が詰まったり（脳梗塞）、破れたりして（脳出血）一部の機能が失われ、思考力や運動能力に障害が残ることもある病気である。以前はこれが原因の第1位だった。

その後でようやく「高齢による衰弱」が第3位として登場するが、12・1％を占めるにすぎない。認知症にしろ脳卒中にしろ、高齢者もその家族もできれば避けたい病気であろうが、どちらかを発症する可能性は4割以上と非常に高いのが実情である。

図1-5　介護が必要となった原因

単位:%

	第1位	第2位	第3位
2004年	脳血管疾患（29.1）	高齢による衰弱（14.9）	骨折・転倒（10.9）
2007年	脳血管疾患（27.3）	認知症（18.7）	高齢による衰弱（12.5）
2010年	脳血管疾患（24.1）	認知症（20.5）	高齢による衰弱（13.1）
2013年	脳血管疾患（21.7）	認知症（21.4）	高齢による衰弱（12.6）
2016年	認知症（24.8）	脳血管疾患（18.4）	高齢による衰弱（12.1）

図1-6　認知症患者の推定数と推定有病率

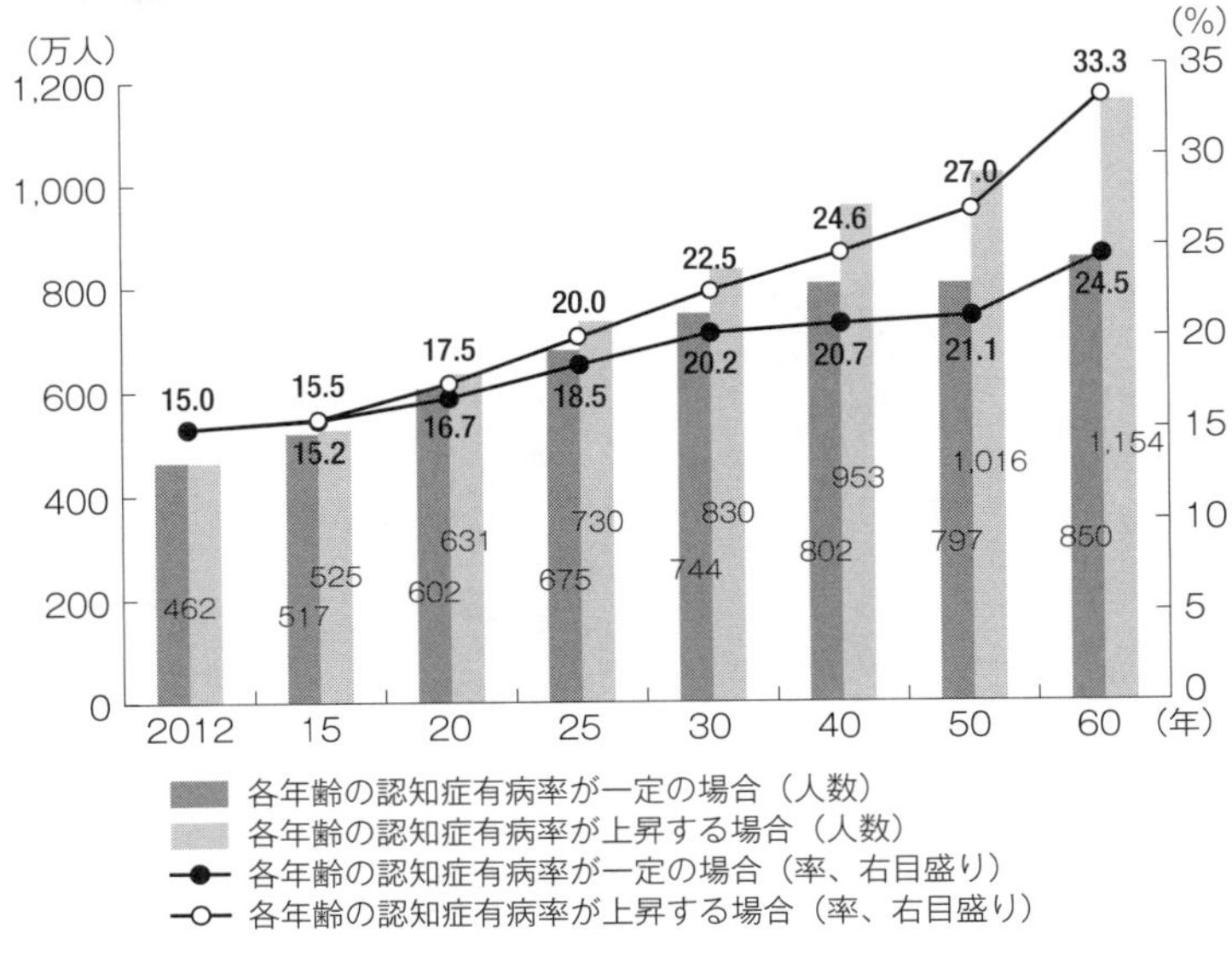

5 「想定外」介護経験者の約4割が感じたこと

朝日生命保険相互会社が2012年に公表した「介護をしている家族に関する調査」によると、要介護5の家族がいる人の48%は、「介護は想定外だった」と答えたそうだ。要介護1~5全体で見ても、「想定外」と答えた人は39・6%にのぼる（図1-7参照）。言うまでもないが、親や配偶者の介護が必要となれば、それまでの生活もしくは生計を軌道修正する必要がでてくる。

筆者の現場経験から言えることだが、80歳を過ぎても元気な親が、ある日、脳卒中などで倒れ要介護状態となると、家族全員が「想定外」という思いにとらわれる（13参照）。しかも、風邪など日常よくある病気と違って、状態が改善する見込みが少ないだけに一層、想定外と感じるのだろう。

そういった心理的側面から言っても、介護は家族に「突然降りかかる」と言えそうなのである。

図1-7　介護を想定していたか

「家族がいずれ要介護状態になると想定していましたか」という質問への回答。要介護4、5の家族がいる人では、半数近くが介護の発生を「想定外」と答えている

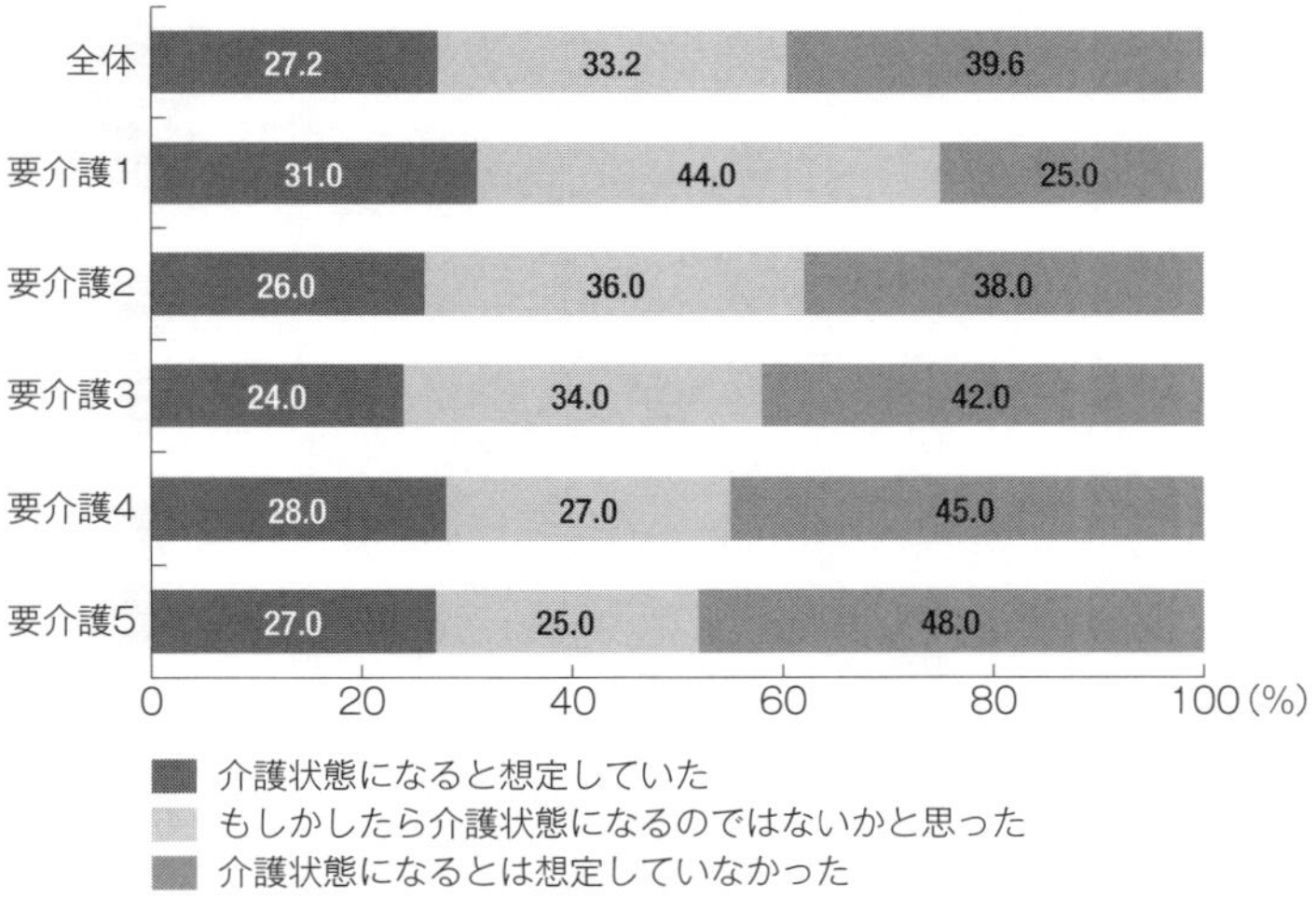

図1-8　介護に対する気持ち

「親などを介護する場合に不安を感じるかどうか」という質問への回答。「不安を感じない」という人は全体の2割にも満たない

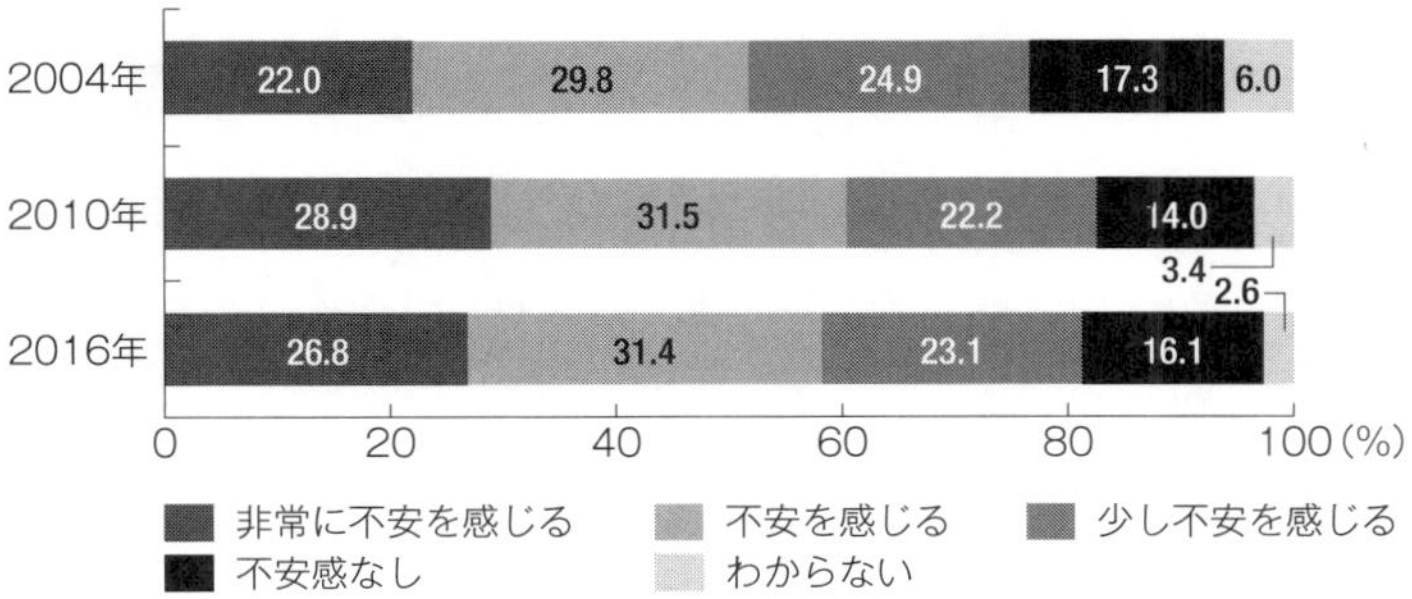

6

3割超

男性介護者の割合

介護に携わるのは「妻」「娘」「嫁」と考えられがちだ。しかし今は共働き夫婦が増え、家族形態が大きく変わり、地域内での人と人とのつながりも確固たるものではなくなっていることから、必ずしもそうではなくなってきている。

厚労省の統計（図1－9参照）によると、介護者となっているのは同居の配偶者が25・2％、子が21・8％、子の配偶者が9・7％だ。しかし、介護者の性別比に目を向けると、男性の占める割合が3割を超えている（ちなみに2000年は男性が2割強だった）。「夫」「息子」による介護が増え、「妻が専業主婦で介護にあたる」というケースは減少しているのだ。

こうした中、最近では義理の親の介護をしたくないことを理由に、夫が妻から離婚を要求されるケースも生じているという。また、離婚とはいかないまでも、妻が仕事を続けるケースもある。女性だけが介護をになう時代ではなくなったのである。

図1-9　どんな人が介護しているのか

円グラフは2016年の介護者の内訳。下の棒グラフでは、同居介護者の男女比を比較している

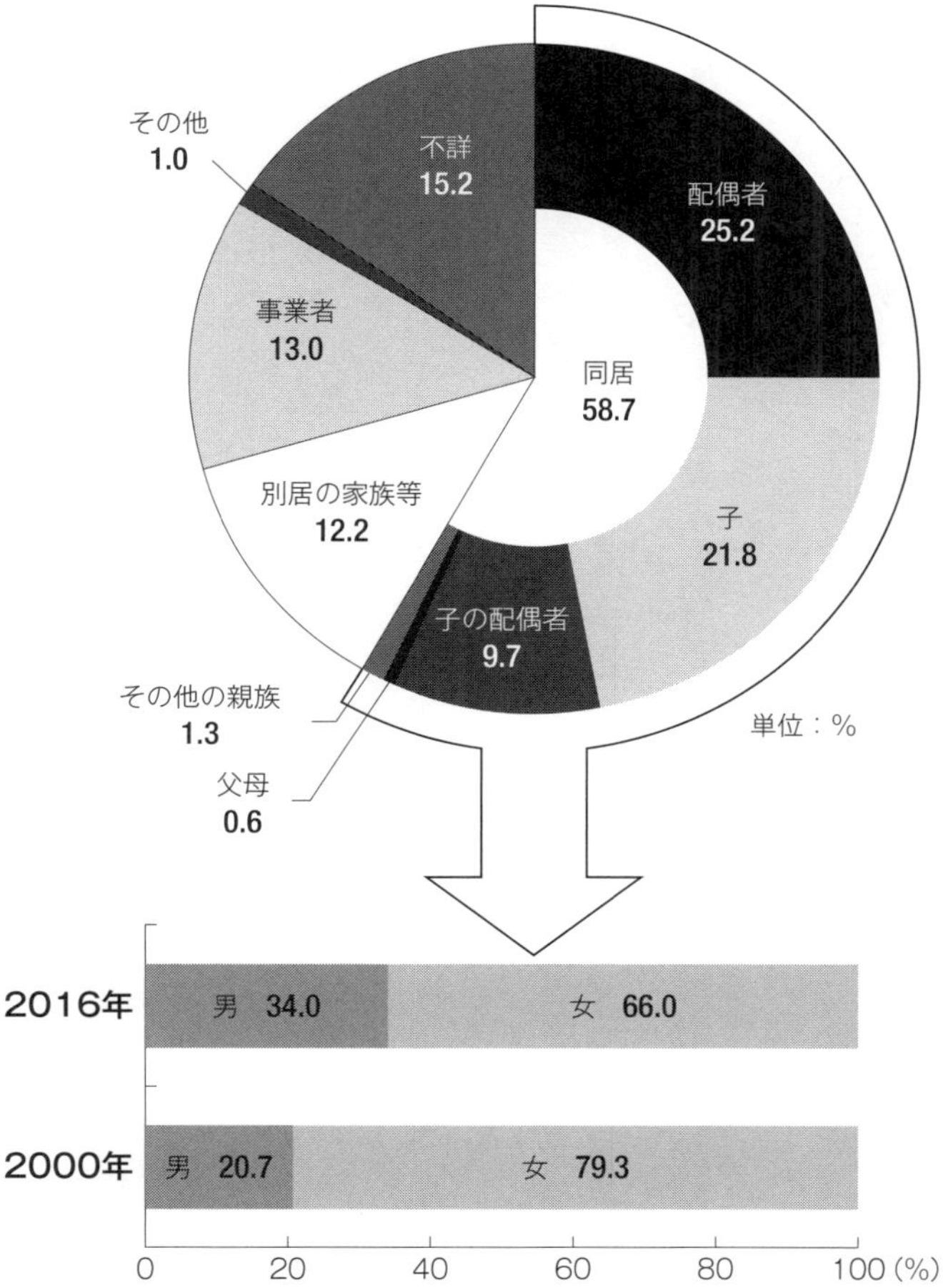

7

短いと3週間弱

家か施設か決断するまでの猶予期間

「平均在院日数」という言葉を聞いたことはないだろうか。これは、入院してから退院するまでの平均の期間のことだ。患者から見ると、「入院していられる日数」ということになるだろう。厚労省の資料によると、２０１４年の平均在院日数は入院患者数19人以下の規模の「一般診療所」で17・４日、20人以上の「病院」で33・２日となっている（図１－10参照）。つまり、病気になって入院しても、短いときは３週間もしないうちに退院しているというわけだ。

もちろんこれは平均であり、病気やその状態により異なるが（図１－11参照）、入院期間が短い患者をできるだけ多く入院させたほうが病院側の収入が高くなる仕組みになっているため、病院は早期の退院を促す傾向にあるのは確かだ。介護には、家でする「在宅介護」と介護施設に託す「施設介護」の、大きくわけて２つのパターンがあるが、どちらを選ぶにせよ、入院したら早めに次のことを考えねばならないのである。

図1-10　どのくらい入院できるか（平均在院日数）

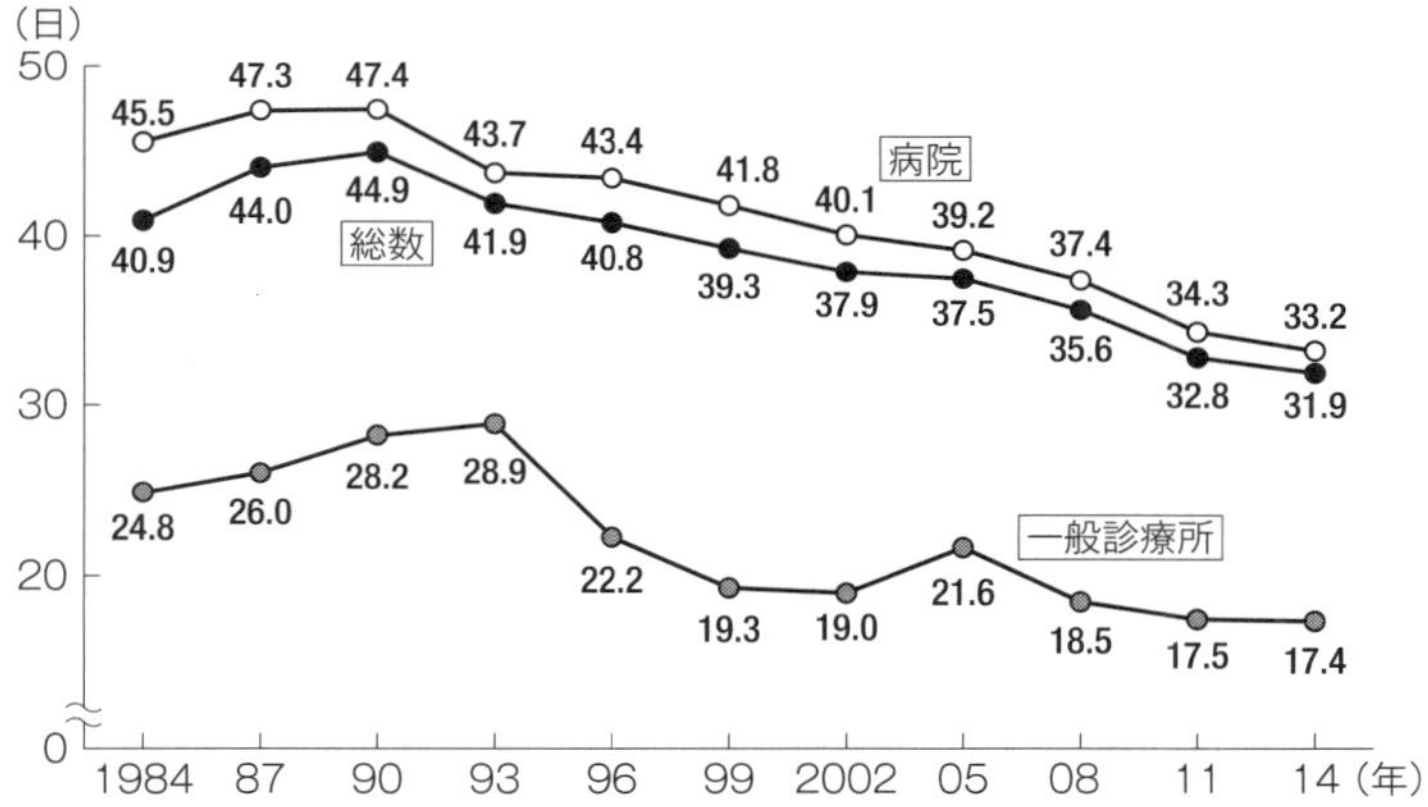

図1-11　疾患別の平均在院日数

※悪性新生物はがん、脳血管疾患は脳梗塞などのこと

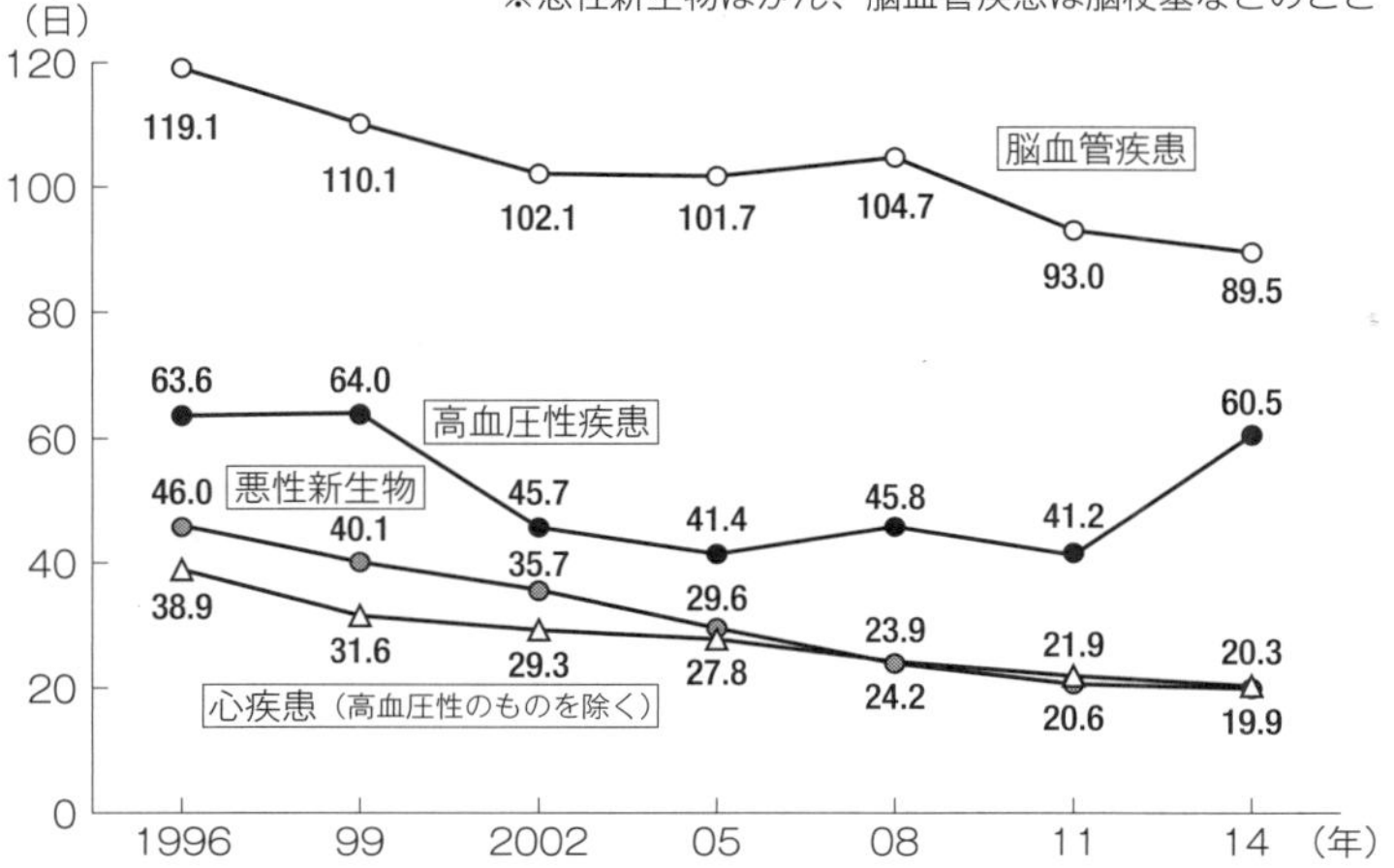

8

1年3カ月

特別養護老人ホームの入所待ち期間

たとえばあなたが、施設介護に決めたとしよう。ところがいろいろと探し、よさそうな介護施設が見つかったとしても、すぐに入所できるとは限らない。

介護者から人気の高い介護施設としてよく取り上げられる、特別養護老人ホーム（特養）を例にとってみよう。２０１０年に厚労省の補助金事業として行われた、特養申込者に関する調査によると、新規の入所申込者が実際の入所にいたるまでの平均期間は、１年３ヵ月となっている。つまり、高齢者・家族がそろって特養を希望していたとしても、１年以上は在宅でがんばらねばならないということだ。

もちろん地域差があり、短くてすむことも長くかかることもあるが、厚労省が発表した入所申込者数（図１－12参照）を見ると、待ち期間の長さも納得できるだろう。施設全体の定員数は増加傾向にあるのだが（図１－13参照）、経済的なことも考えねばならないので、選択は難しい問題だ。

図1-12　特別養護老人ホームの入所申込者数

	要介護3	要介護4	要介護5	計
全体	11万5270人	10万3658人	7万6309人	29万5237人
	39.0%	35.1%	25.8%	100%
うち在宅の方	5万6750人	4万356人	2万6118人	12万3224人
	19.2%	13.7%	8.8%	41.7%
うち在宅でない方	5万8520人	6万3302人	5万191人	17万2013人
	19.8%	21.4%	17.0%	58.3%

※要介護1、2でも特例入所の対象となるが、その待機者は7万1000人（推計）

図1-13　介護施設などの定員数の推移

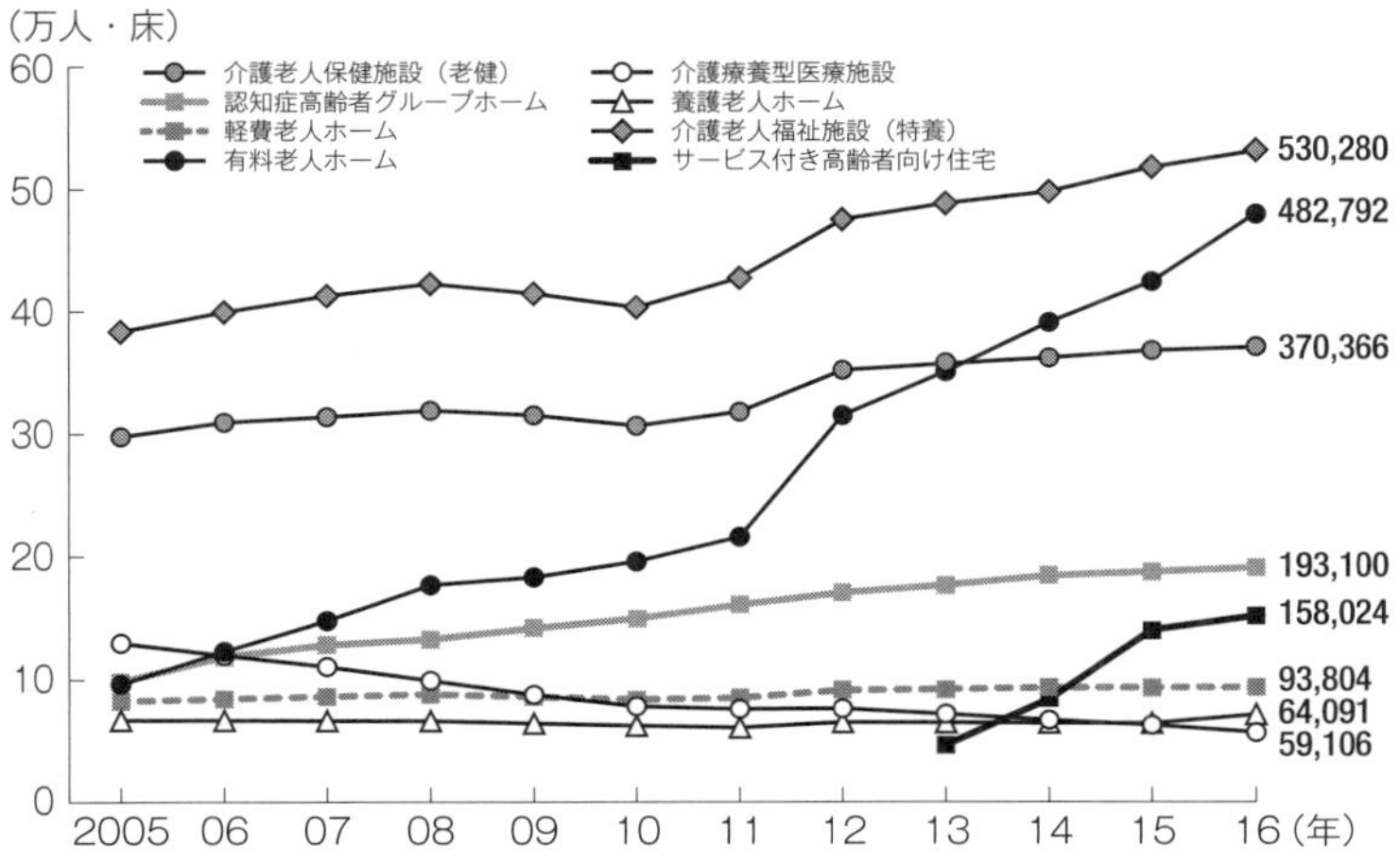

9

16・7%

介護職の離職率

現在、全国的に介護職の離職率の高さが問題となっている。

公益財団法人介護労働安定センターの資料によれば、訪問介護員と施設の介護職員を合わせた離職率は16・7%となっている（図1－14参照）。ちなみに厚労省の調査では全産業の平均離職率は15・0%（2017年1月時点）なので、他のほとんどの業界に比べて平均の離職率は高いと言える。2025年には介護職が30万人不足する（厚労省発表）と言われているのを考えれば、見過ごせない事態だと言えよう。

この中には、育児や自分の家族の介護のため、仕事に就けない人なども含まれるだろうが、どうも介護の仕事は魅力あるものとして認識されていないらしい。それを裏付けるようなデータがある。日本介護福祉士養成施設協会によると、介護福祉士を養成する専門学校や大学の入学者数が減少を続けている（図1－15参照）。介護職の離職・人材不足問題の背景は複雑だが、いずれにしても人材の育成は、目下、危機的状況にある。

図1-14　介護職の離職率

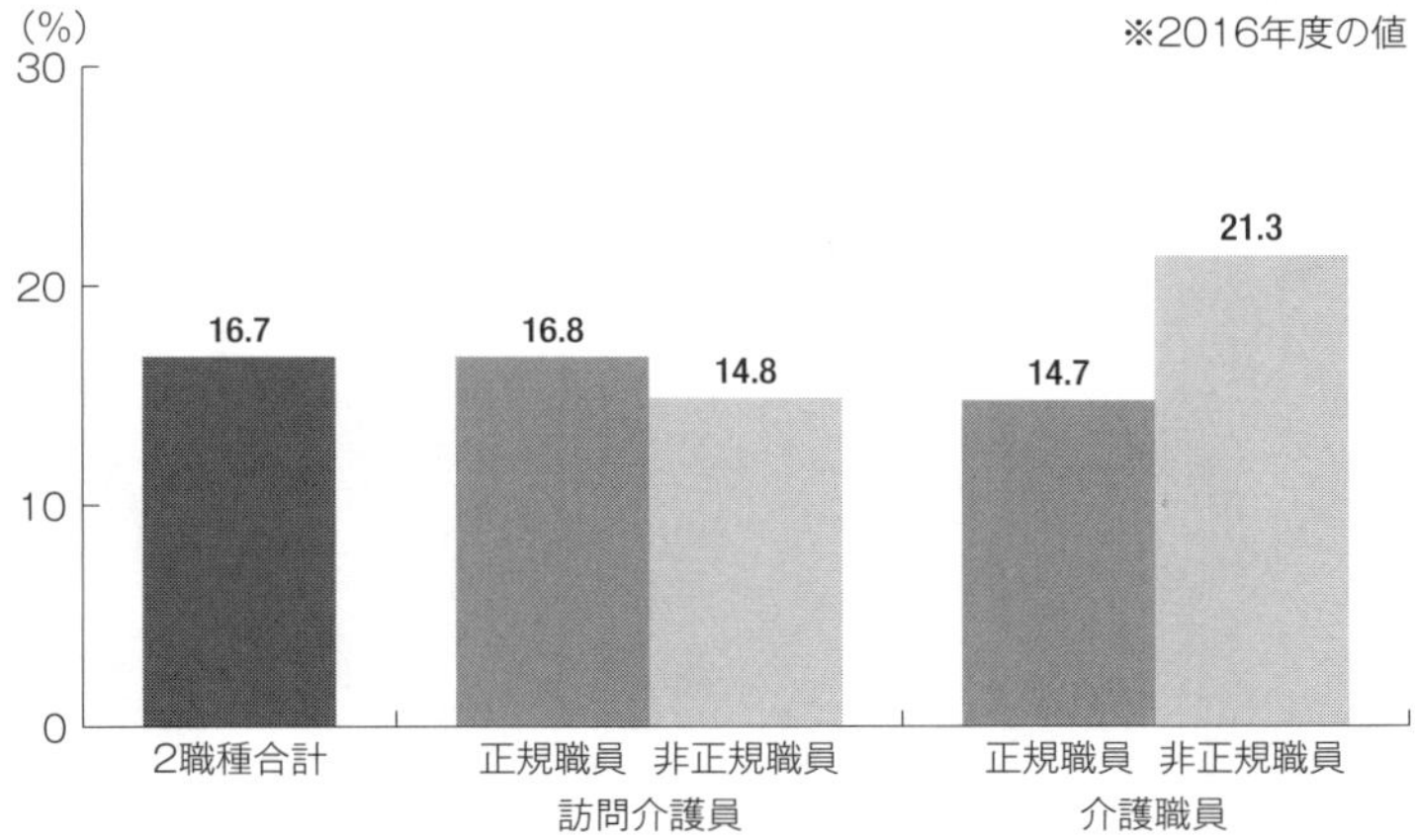

図1-15　養成施設の入学定員・入学者数の推移

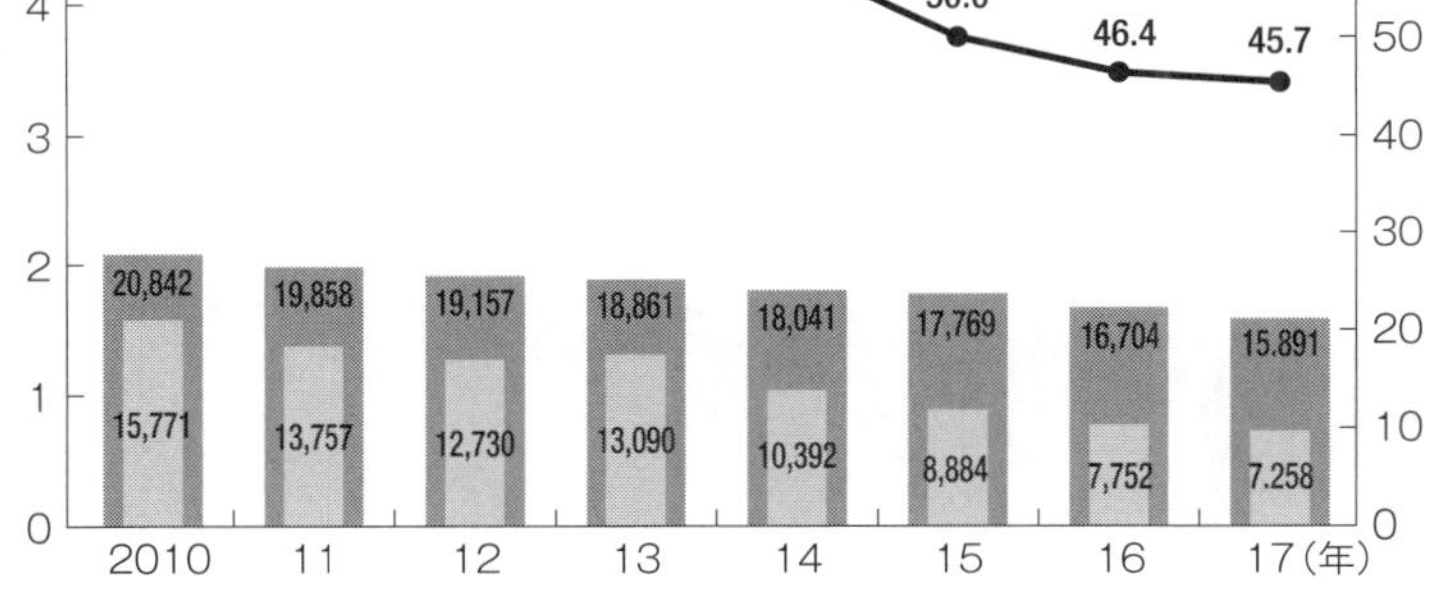

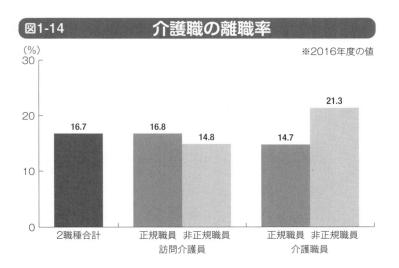

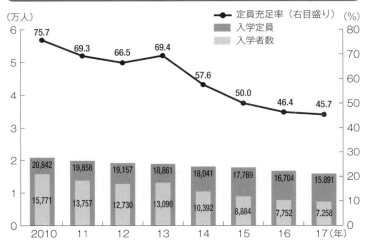

10

8万円

毎月の介護費用の負担

自分の親が要介護状態となったら、どれくらいの経済的負担が生じるのだろうか。誰もが気になる話題だろう。公益財団法人生命保険文化センターが実施した調査では、介護費用の平均は1ヵ月7・9万円で、約3割が10万円以上となっている（図1－16参照）。

なお『平成29年版　高齢社会白書』には、介護費用の負担に関する意識調査が掲載されている（図1－17参照）。それによると、介護費用は「年金などの収入でまかなえると思う」「貯蓄や資産でまかなうことになると思う」との回答が大多数で、「子どもからの経済的な援助を受けることになると思う」と答えた人は約1割にとどまったそうだ。つまり、要介護者の側は、子どものお金に頼りたいとは思っていないようなのである。

だが、いくら要介護者が「そうしたい」と思っても、本当に最後まで自力で乗り切れるかどうかはわからない。全額ではないにせよ、子どもが親の介護にかかる費用を負担することはあり得るだろう。

図1-16　１ヵ月で介護にいくらかかるか

※2015年現在（単位：％）

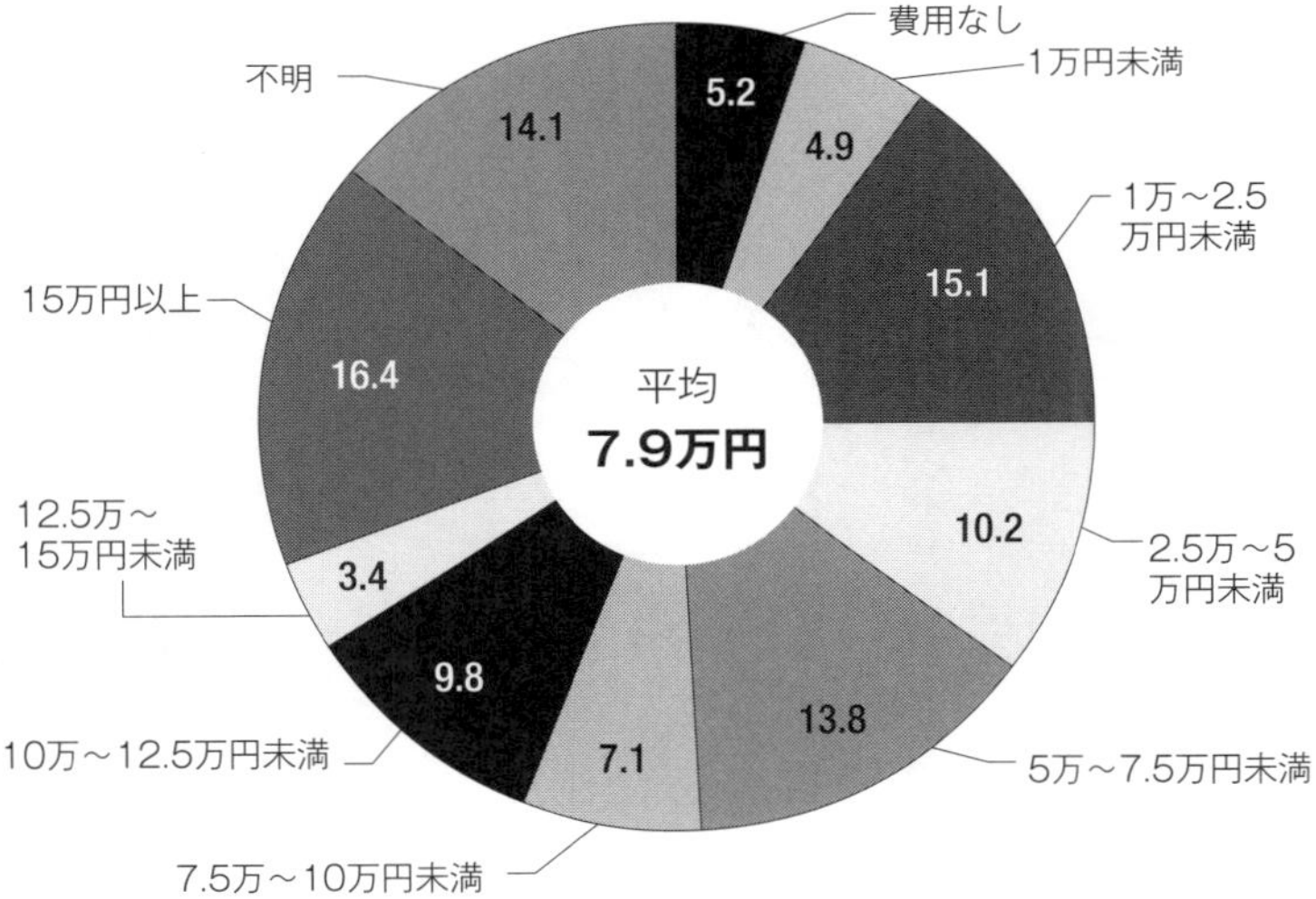

図1-17　介護の費用負担をどうするか

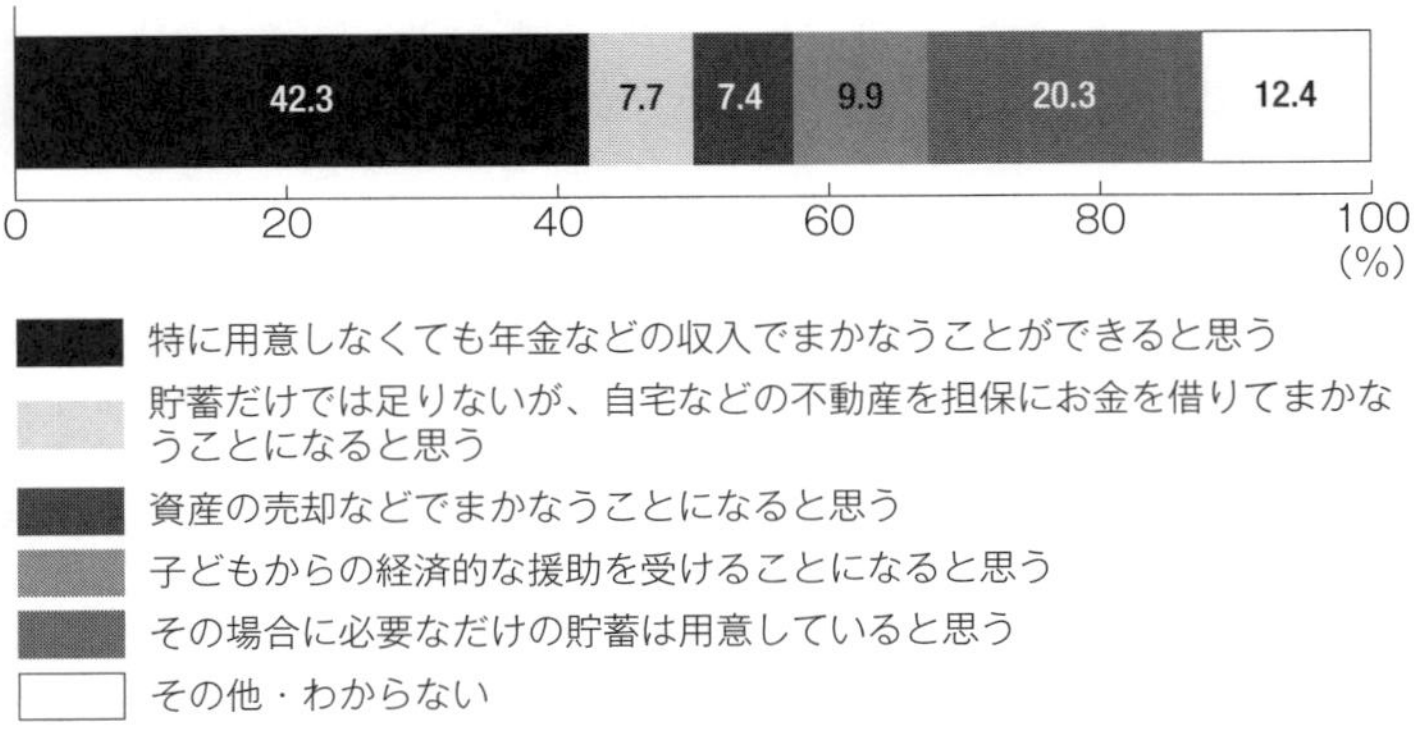

11

7200円

近い将来親が毎月払う介護保険料

お金の話がでてきたところで、介護保険料について、まずは基本的なことをおさらいしておこう。介護保険制度では、保険料を納めていることがサービスを利用する条件だ（生活保護受給者は除く）。介護保険料を支払うグループは、次の2つに分かれている。

①「第一号被保険者」…65歳以上の人

②「第二号被保険者」…40歳以上65歳未満の人

第一号被保険者の保険料は、原則、年金から天引きとなっており、介護保険料部分が自動的に引き落とされている。2018年度からの平均的な保険料は月額5869円。介護保険料は3年ごとに見直されるが、団塊世代のすべての人が75歳を迎える2025年には月額約7200円にまで上昇するとされている（図1－18参照）。

詳しくは第3章で述べるが、介護保険料の上昇は避けられない。親は毎月7000円以上、あなたはさらに多い額を毎月払うことになるだろう。そう心しておくべきだ。

図1-18　65歳以上の介護保険料の推移

基準額の全国平均月額（2020年度以降は推計）

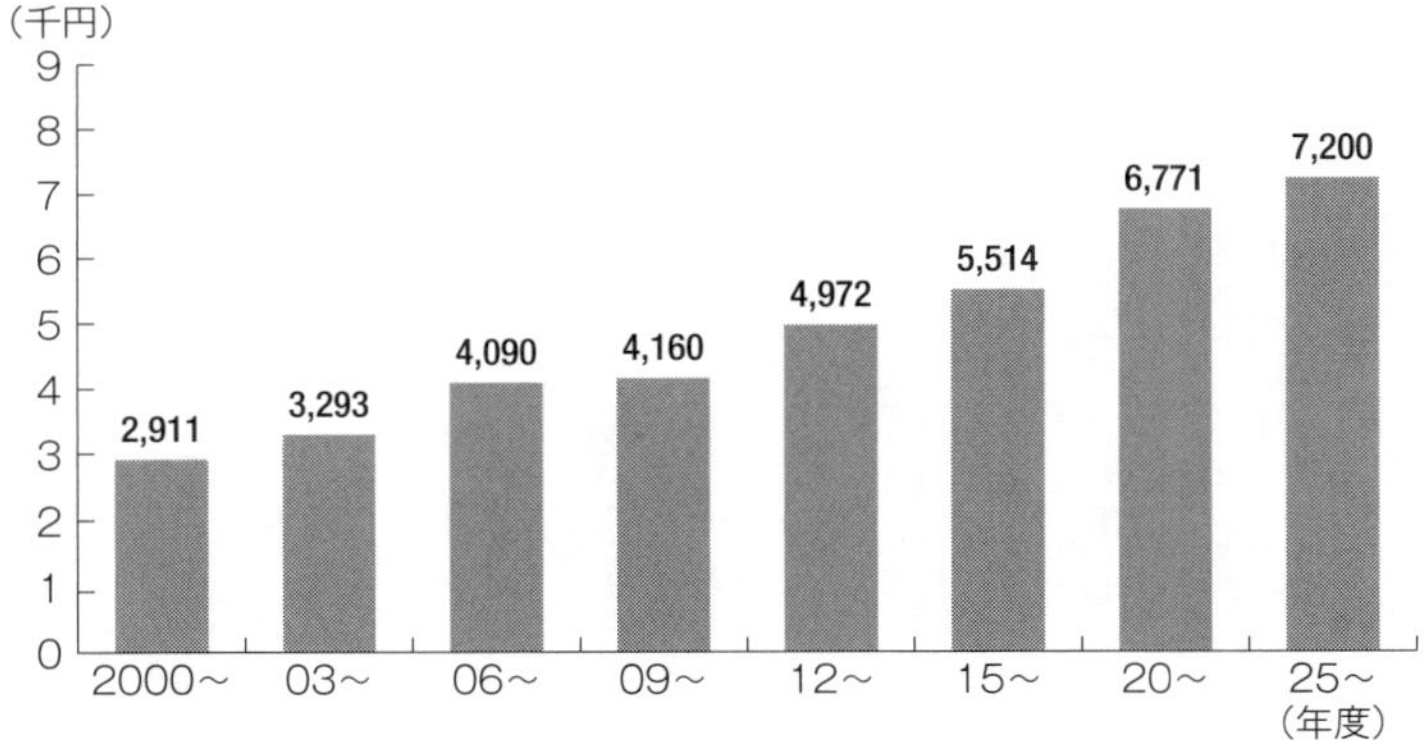

図1-19　40歳以上65歳未満の介護保険料

1人あたりの平均月額（2016年度以降は概算）

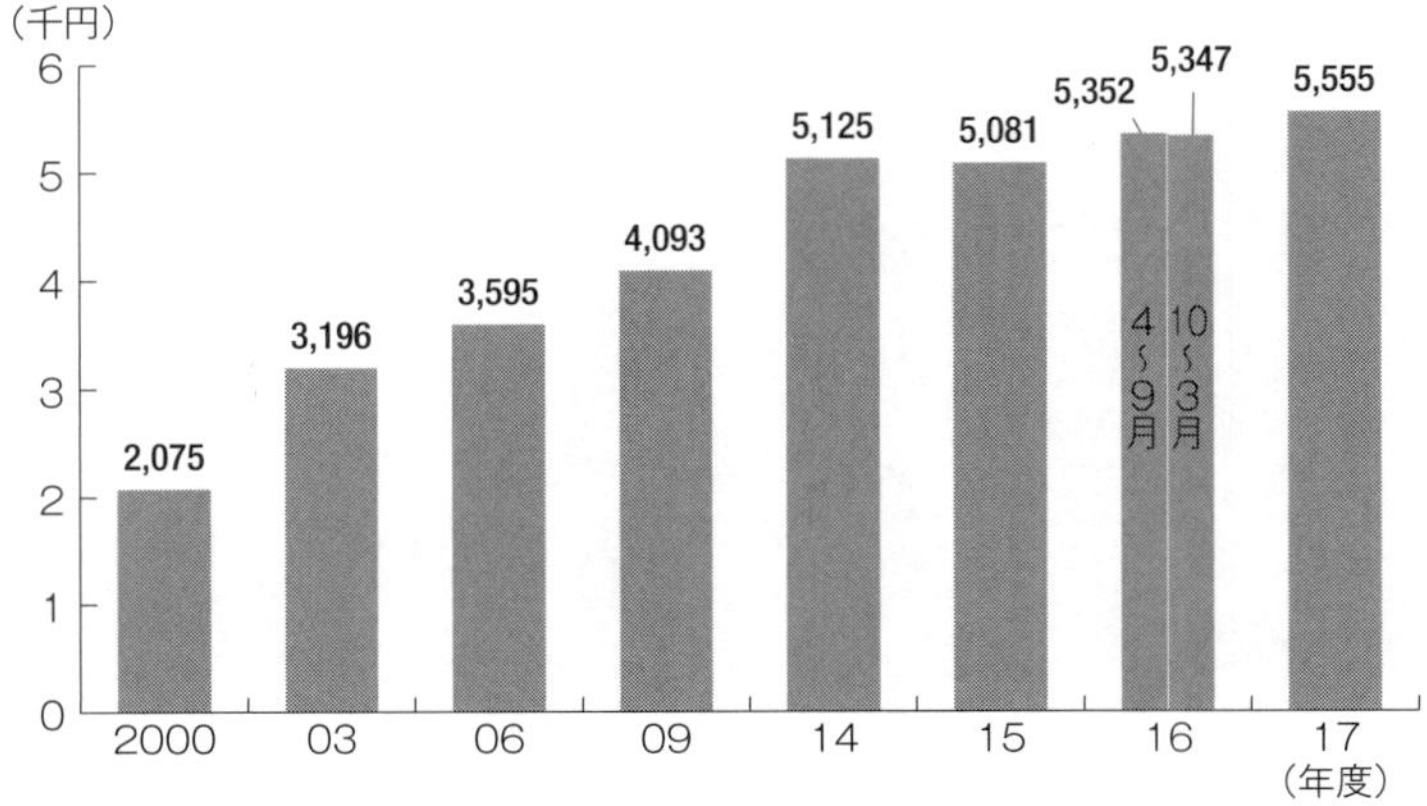

※2016年10月1日に制度変更があったため、その前後で額が異なる

12

54・6%

自宅で最期を迎えたい人の割合

高齢者の医療・介護は、最終的には人間の「死」に行き着く。人はどこで最期を迎えたいと考えているのだろうか？　図1－20として掲載したのは内閣府世論調査の結果だが、年齢、性別を問わず「治る見込みがない病気になった場合、最期はどこで迎えたいか」という問いに、54・6％が「自宅」と答えている。

この調査を論拠のひとつに、最近、国は、自宅で亡くなることを理想として、在宅医療・在宅介護を推進する施策をとっている。しかし、本人が亡くなるまでとなると、介護が長期化することも考えられる。

重度の要介護状態となり、医療的なケアが必要となれば、介護施設などへ移りたいというニーズが高まってくる。実際、特養や介護老人保健施設（老健）などで亡くなる人は増加傾向にあるのだ。自宅で最期を迎えるのは多くの人の理想だが、そう簡単ではない。本書の第6章でもふれたいと思う。

図1-20　最期を迎えたい場所（総数1919人）

※2012年現在（単位：%）

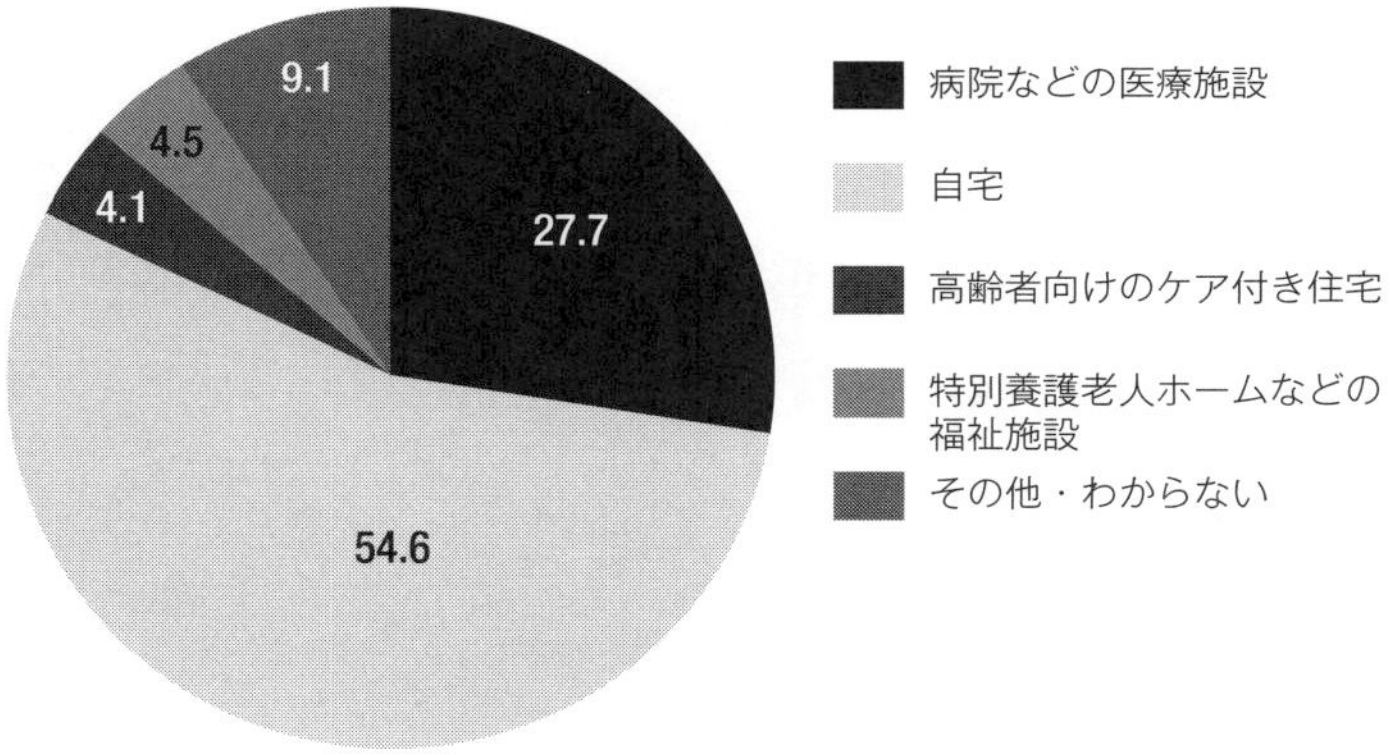

図1-21　亡くなる場所の移り変わり

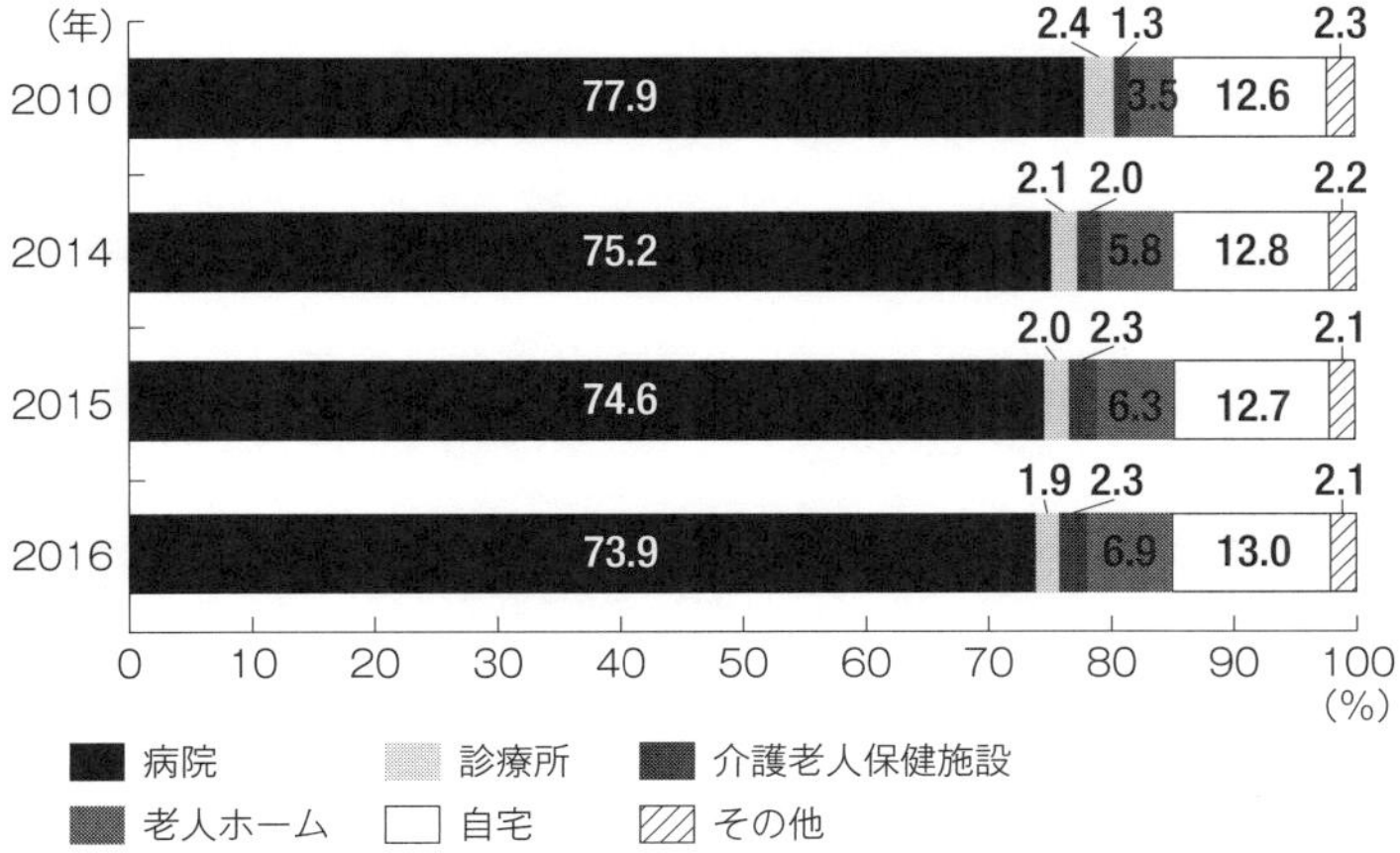

第2章

待ったなし！
介護は急にやってくる

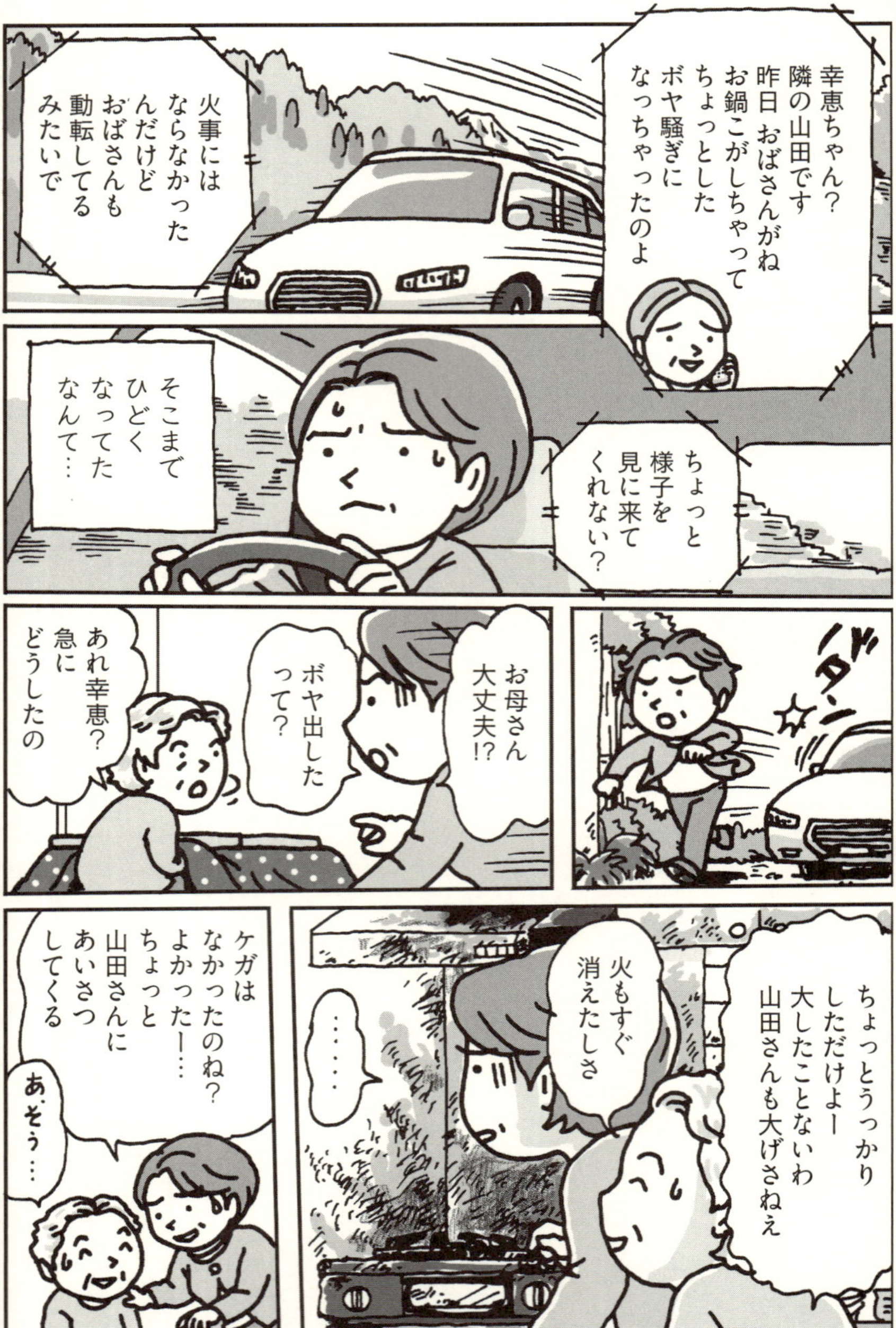
幸恵ちゃん？隣の山田です 昨日 おばさんがね お鍋こがしちゃって ちょっとした ボヤ騒ぎに なっちゃったのよ
火事にはならなかったんだけど おばさんも動転してるみたいで
ちょっと様子を見に来てくれない？
そこまでひどくなってたなんて…
バタン
お母さん大丈夫!?
ボヤ出したって？
あれ幸恵？急にどうしたの
ちょっとうっかりしただけよー 大したことないわ 山田さんも大げさねぇ
火もすぐ消えたしさ
……
ケガはなかったのね？よかったー… ちょっと山田さんにあいさつしてくる
あ、そう…

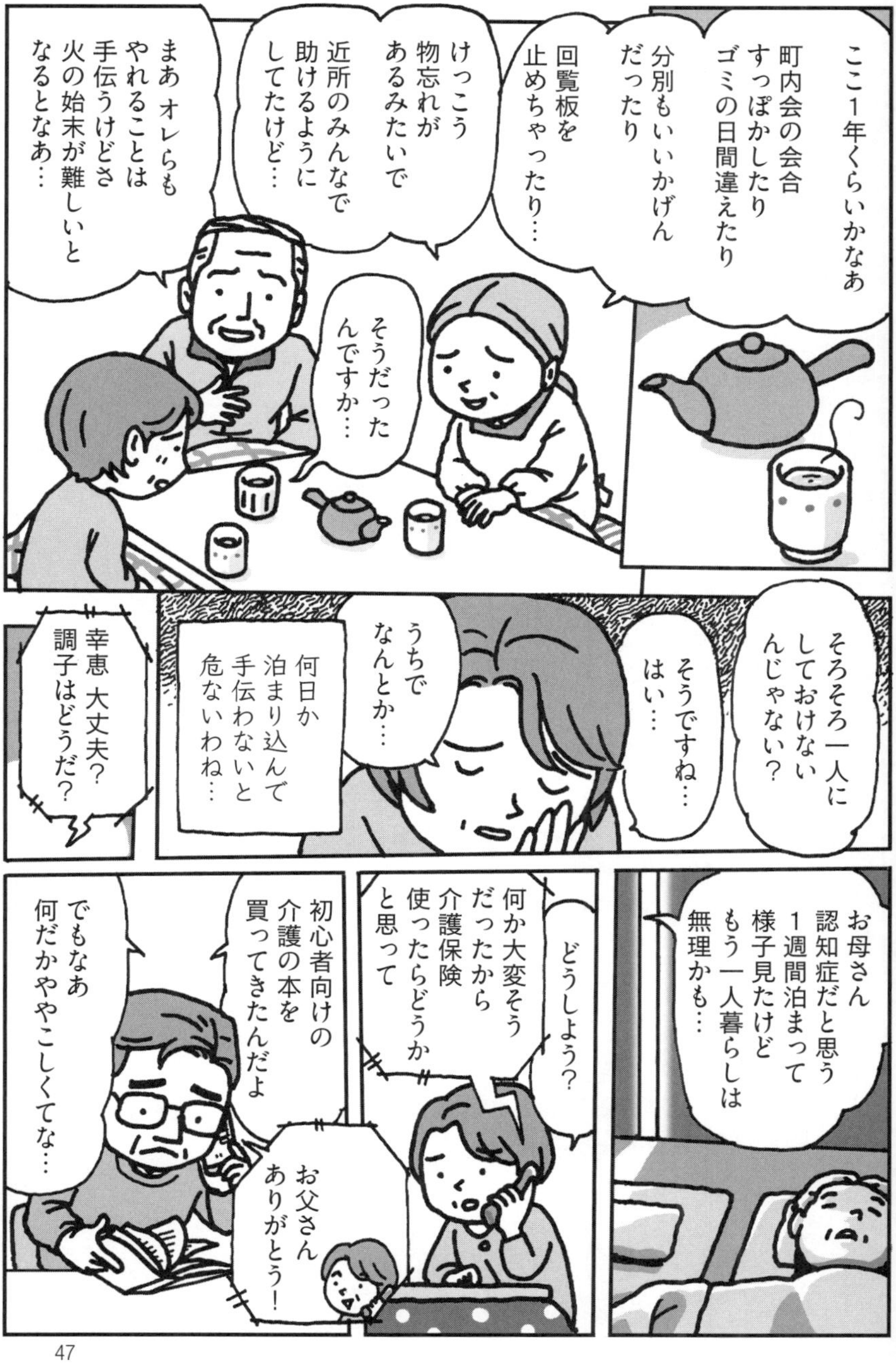
ここ1年くらいかなぁ 町内会の会合 すっぽかしたり ゴミの日間違えたり
分別もいいかげん だったり
回覧板を 止めちゃったり…
けっこう 物忘れが あるみたいで 近所のみんなで 助けるように してたけど…
まあ オレらも やれることは 手伝うけどさ 火の始末が難しいと なるとなあ…
そうだった んですか…
そろそろ一人に しておけない んじゃない?
そうですね… はい…
うちで なんとか…
何日か 泊まり込んで 手伝わないと 危ないわね…
幸恵 大丈夫? 調子はどうだ?
お母さん 認知症だと思う 1週間泊まって 様子見たけど もう一人暮らしは 無理かも…
どうしよう?
何か大変そう だったから 介護保険 使ったらどうか と思って
初心者向けの 介護の本を 買ってきたんだよ
でもなあ 何だかややこしくてな…
お父さん ありがとう!

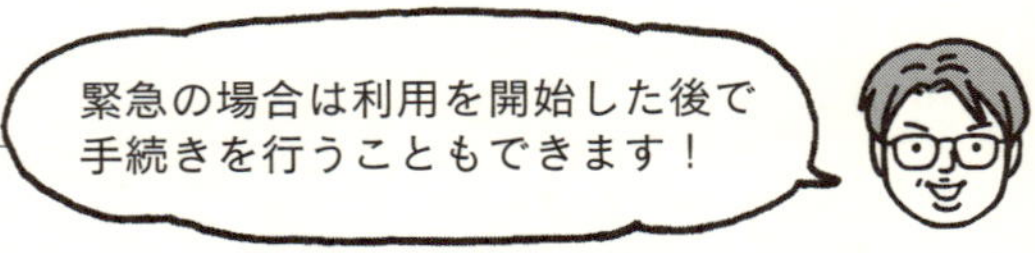
緊急の場合は利用を開始した後で
手続きを行うこともできます！

① 申請

市町村の役所の窓口へ申請書を提出する（代行申請も可能）

必要なもの
- □**申請書**　主治医の氏名や医療機関名を記載する欄がある
- □**介護保険証**　65歳以上の人全員に郵送されてくる
- □**印鑑**　必要ない市町村もある
- □**マイナンバーの記載**

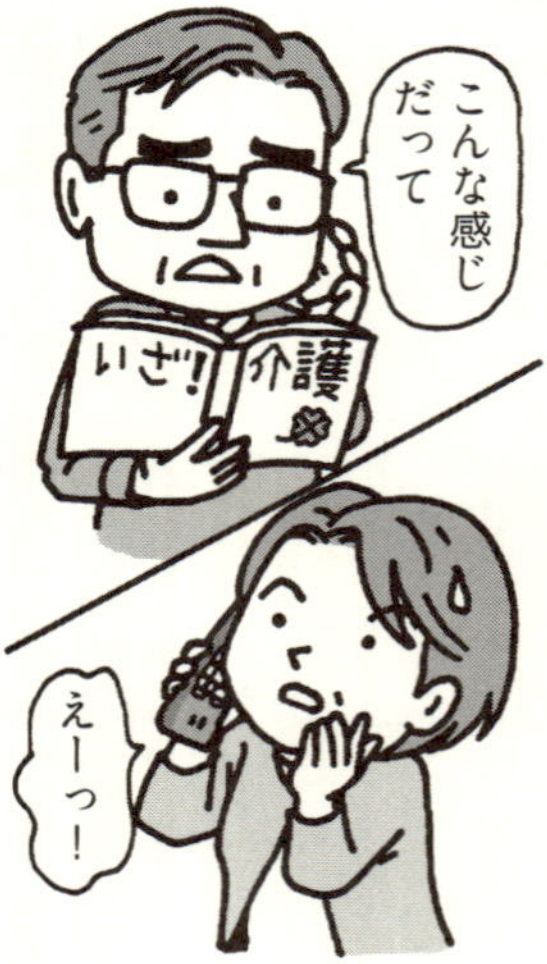

⑥ 更新手続き

定期的に要介護度を見直す

初回は原則6ヵ月、以後は原則12ヵ月ごとに更新が必要。介護の必要度が変わったときも見直す

⑤ サービス開始

介護事業者と契約を結び、ケアプランに沿ってサービスが提供される

月に一度以上はケアマネの訪問を受け、サービス内容を確認してもらう（モニタリング）

④ ケアプラン作成

要支援または要介護に認定された人にはケアプラン（介護サービス計画）が作成される

●要支援の人
地域包括支援センターに介護予防のためのケアプランの作成を依頼
●要介護の人
居宅介護支援事業所や入所している施設のケアマネにケアプランの作成を依頼

介護サービスを受けるための手続き

② 調査・判定

認定調査員が聞き取り調査を行う

調査員が自宅や施設を訪問し面談

＋

市町村が主治医に意見書の作成を依頼

主治医がいない場合は市町村の指定医の診察が必要

↓

調査の結果と意見書をもとに判定が行われる

コンピュータ処理による一次判定、介護認定審査会による二次判定

③ 認定・通知

判定結果に基づいて要介護度が認定され、利用できるサービスが決まる

●非該当（自立）

介護保険のサービスは利用できないが、市町村の総合事業（介護予防サービスなど）は利用可能

●要支援１・２

介護保険の介護予防サービスと、市町村の総合事業が利用可能

●要介護１～５

介護保険の介護サービス（居宅サービス、地域密着型サービス、施設サービス）が利用可能

要介護度と状態の目安

軽度	要支援１	家事など日常生活の一部に手助けが必要
↓	要支援２	要支援１より手助けが必要だが、支援によって維持・改善が見込める
	要介護１	立ち上がりや歩行に不安定さが見られ、排泄や入浴などに一部介助が必要
	要介護２	立ち上がりや歩行に手助けが必要で、排泄や入浴などにも介助が欠かせない
	要介護３	片足で立位を維持するのが困難。食事や排泄には一部、入浴などには全面的な介助が必要
	要介護４	両足で立っているのが難しく、日常生活に全面的な介助が必要
重度	要介護５	介助なしで日常生活を送るのが難しく、意思の伝達も困難な状態

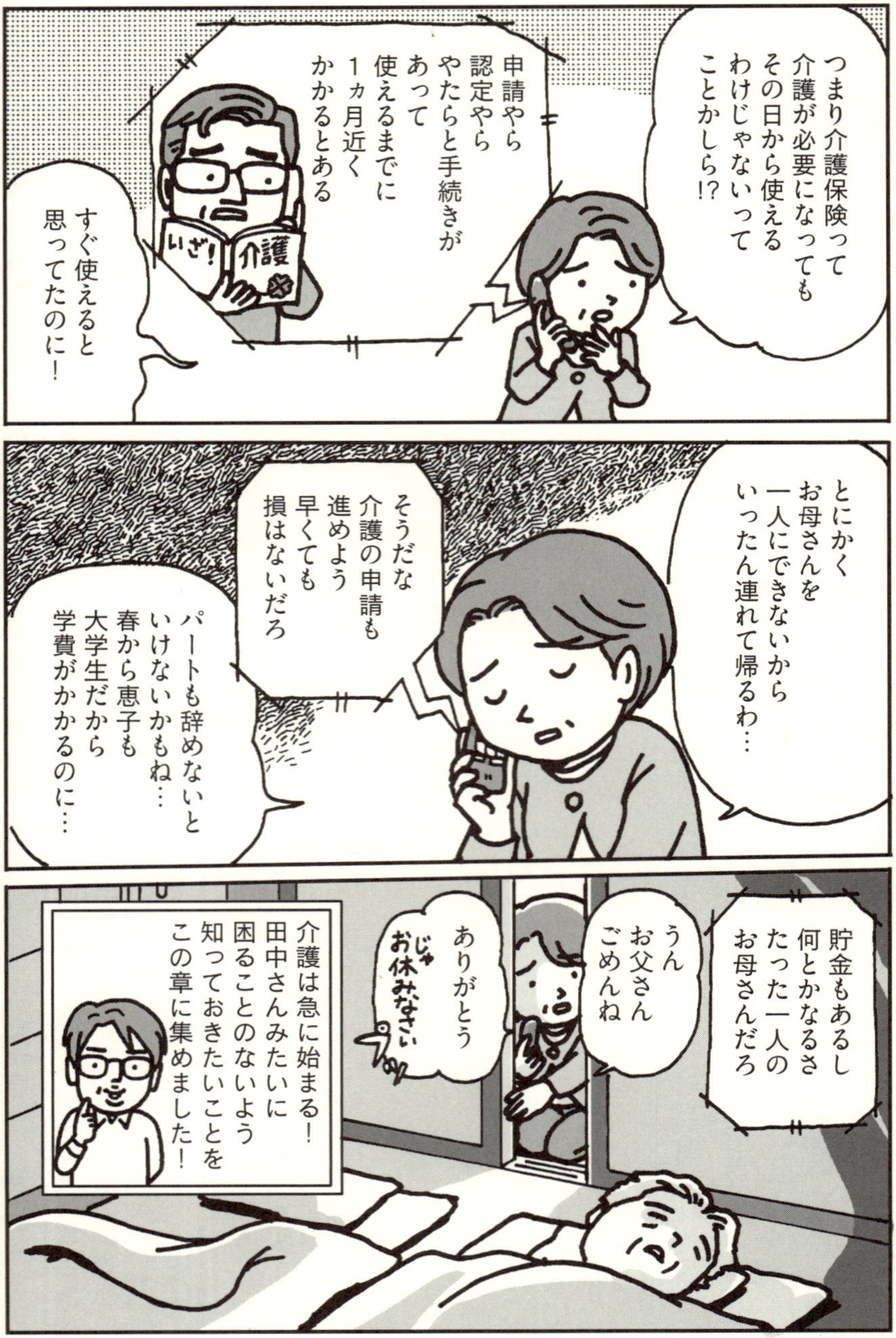

つまり介護保険って介護が必要になってもその日から使えるわけじゃないってことかしら!?
申請やら認定やらやたらと手続きがあって使えるまでに1ヵ月近くかかるとある
いざ!介護
すぐ使えると思ってたのに!
とにかくお母さんを一人にできないからいったん連れて帰るわ…
そうだな介護の申請も進めよう早くても損はないだろ
パートも辞めないといけないかもね…春から恵子も大学生だから学費がかかるのに…
貯金もあるし何とかなるさたった一人のお母さんだろ
うんお父さんごめんね
ありがとう
じゃお休みなさい
介護は急に始まる!田中さんみたいに困ることのないよう知っておきたいことをこの章に集めました!

13 介護は突然始まる

あなたは、介護はどのように始まると思っているだろうか？　もしかしたら、だんだん老いていって、徐々に介助を必要とするようになり、ゆっくり最期へ向かっていくという流れを思い浮かべる人も多いのではないだろうか。

残念ながら、そんなふうには始まらない。介護は突然、やってくる。田中さんのように、ちょっとした出来事がきっかけで、急に介護を始めねばならない状況になることもあるが、親や配偶者が突然、病に倒れて介護が始まることも多い。

私が関わった中でも、次のようなケースがある。80歳の鈴木浩二さんは、妻の時恵さん（78歳）と2人暮らしであった。いわゆる「老老世帯」である。息子らは遠方に住んでおり、各々家庭を持ち自立していた。浩二さんは近所の仲間と付き合うなど、楽しく老後生活を送っていた。

ところがある日、朝食の支度をしていた妻が、夫がなかなか起きてこないのに気がついた。どうしたのかと思い寝室に行ったが、寝ていたので「疲れてるのね」と判断して、そのまま起こさずにいた。しかし、その後2時間たっても起きてこない。

浩二さんはいつも早起きだ。さすがに妻も「おかしい」と感じ、再度、寝室に行き声をかけて起こそうとしたが、起きる様子がない。異変を感じ、強く体を揺さぶっても反応しない。不安になった妻が救急車を呼び、大学病院へ搬送され治療を受けることになった。診断は脳梗塞であった。

脳梗塞の場合、周囲がすぐに気づいて発症から約4時間半以内に治療が施されれば、さほど障害が残らずにすむケースもある。浩二さんのケースでは、起床の時間帯だったことが災いし、発見が遅れてしまった。

このように、昨日まで元気に生活していたのに、急に要介護状態となるケースは多々ある。本人や家族にとっては青天の霹靂《へきれき》であろう。多くの人にとって「介護は想定外」(5参照)と実感される所以《ゆえん》である。

しかも7に書いた通り、長く入院させてもらえるとは限らない。浩二さんの場合は1ヵ月もたたないうちに退院することとなった。車イスでの生活を前提に、次の介護生活のことを考えなければならない。治療のため通院せねばならないので、その手段も講じる必要がある。考えることばかりで、家族が大変そうであった。

14 介護は重複する可能性が高い

一昔前の大家族ならともかく、核家族化が進み機能も低下した現在の家族では、多くの医療・介護負担を抱えることができない。一方、国は地域ぐるみで介護を支える「地域包括ケアシステム」を推し進めている。専門的になるので詳しい説明は省くが、理念はさておき、一部の地域を除けば在宅介護を支援できる資源が充分とはいえない。

このような状況下で、一人の介護者（家族や親族）が、数人の要介護者を介護する「多重介護」問題が顕在化しつつある。

多重介護はこんなふうに始まる。たとえば、自分の高齢の両親のうち、まず父親が要介護状態となる。そして1年後、その妻である母親も要介護状態となるといった具合で、こうしたケースは多々ある。加えて嫁の立場にある女性は、夫の親と自分の親、両方の介護を担うことになったりする。これらはすべて、多重介護に数えられる。

筆者は２０１４年9月、在宅介護の現場で働くケアマネの会合でアンケート調査を実施したことがある。会合参加者１２１人のうち、99人から回答を得ることができた。その結果、6割以上ものケアマネが多重介護のケースに関わっていることがわかった。

なお、この場合の「介護」は、必ずしも娘や息子が同居している場合に限らない。遠方にいる高齢者を支援しなければならない場合も介護の範疇《はんちゅう》としている。すなわち、同居していなくとも、身元引受人や通院時の介助などでキーパーソンとなることも介護のうちに含めている、という意味である。

あるケアマネは、担当している50代後半の夫婦のケースについて話してくれた。夫が働いているため、パート勤めをしている妻が、自分の親の介護と夫の親の介護に追われ、パートを辞めざるを得なくなったそうだ。

この夫婦は一人っ子同士で結婚し、2人とも親とは少し離れた場所で暮らしている。夫婦には子供が2人おり、住環境の問題があって親を引き取ることはできない。しかも、もう一方の親の手前があるため、どちらか片方の親だけを引き取ることもできない。結局、それぞれ一人暮らしの親たちを、妻が支える選択をしたという。

妻は、ヘルパーやデイサービスなどの介護サービスを組み合わせて親の在宅生活をなんとか支えているが、通院の付き添いや金銭管理など、しばしば親族として介護に携わらなければならないことがある。

それだけでも大変だが、多重介護となると、精神的負担も二重、三重だ。2人の介護に同時に携わるため、それぞれの支援者（ヘルパーなど）に気を遣うのである。心労も2人分、ということらしい。肉体的な疲れよりも精神的な疲労でつらそうだとのことであった。

15 介護離職は他人事ではない

多重介護の問題は、「介護離職」へもつながっている。介護離職とは、家族を介護するために仕事を辞めることだ。40代、50代の人は、一般企業でいえば管理職や熟練者。働き盛りである。そんな人が離職することになりやすいわけだ。企業にとっても大きな損失である。

実際、2016年10月～翌年9月の間に、9万9000人の労働者が家族の介護や看護を理由に仕事を辞めており、うち女性が7万5000人を占めている。また、2012年の数値になるが、離職する人のおよそ4割は50代である。

つまり、多重介護や介護離職の問題は、女性の社会参画において喫緊の課題となっているのだ。現在、女性の社会参画の促進を目標に掲げ、企業などの管理職に占める女性の割合を高めようとする日本社会にあって、「多重介護」「介護離職」問題は社会全体で乗り越えていかなければならないハードルといえよう。

筆者は、介護離職した54歳の女性に話を聞いたことがある。母親が認知症になり、介護が必要となったことから、約30年続けた仕事を辞めることになった。本当は60歳まで管理職として働き続けられたのだが、母親の症状が重くなり、常時見守りが必要な状態になったため、自ら家で介護することを決めたという。

会社では責任あるポジションに就いていたので、充実した時期に退職するのは非常に残念と言っていたが、自費で毎日家政婦を雇いながら仕事を続けるほどの経済的余裕もなかったそうだ。

介護離職は、家計にも痛手だ。かつて筆者が介護現場で働いていた時、「私が働かないと生活できないので、いろいろお願いします」と言う家族介護者もいた。筆者が担当となった当時、娘はまだ働いていた。要介護者となった母親は、日中は何とか自宅で一人過ごすことができたのである。しかし、働きながら毎朝・毎晩、食事の世話など介助をするのは本当に大変なようだった。

私は母娘と相談し、負担を軽くするため週2回のデイサービスと、同じく週2回のヘルパーサービスを利用していただくことにしたが、その2年後、要介護者の母親が脳梗塞で救急搬送され、寝たきりに近い状態となってしまった。

入院先の総合病院からは1ヵ月ほどで退院しなければならず、特養などの介護施設にもすぐには入れなかった。在宅介護を再開せざるを得ず、娘は仕事を辞めることになった。少ない貯蓄と母親の年金で細々と暮らしている2人の生計は、端から見ていても厳しいものであった。

16 介護保険はすぐに使えるわけではない

それでも読者の中には、漠然と「介護保険があるからなんとかなるだろう」と考えている方がいるかもしれない。医療保険となんとなく同一視しているのだ。

医療保険は便利だ。風邪をひいたとしよう。医療保険証1枚持っていけば診察・投薬などをしてもらえる。どこの医療機関に行くかは患者の自由。全国どこにいても、その医療保険証で受診できる。日本の医療保険制度は保険証があれば、原則、窓口では自己負担2～3割で医療サービスを利用することができるのだ（75歳以上は1割の人もいる）。ごく当たり前のように使っているこの「国民皆保険制度」は、実は海外の医療保険制度と比べても、かなり優れた制度なのである。

しかし介護保険制度では、介護保険証があってもすぐに施設を利用したりヘルパーを頼めるわけではないし、介護保険証を介護事業所へ持参しても、サービスは使えない。本章冒頭の漫画の中で図示したとおり、「要介護認定」という手続きを行わねばならないのだ。その手続きが完了するまでに、およそ30日はかかると思ったほうがいい。もちろん、緊急の場合はそれに応じた措置が用意されているが、「非該当」と判定されると、元気な高齢者ということでサービスは使えない。

なお、基本的に介護保険のサービスを利用できる対象者は、65歳以上で要介護・要支援の認定を受けた人。もしくは40歳以上65歳未満で、初老期の認知症や脳血管疾患など16の特定疾病のうちどれかにあてはまり、同様に認定を受けた人となっている。

17 主治医によっては認定までに倍の時間がかかる

要介護認定には、「主治医の意見書」というものが必要だ。この書類は手続きが始まった後、市町村が医師に直接作成を依頼するもので、高齢者本人やその家族が提出するようなものではない。

問題は、総合病院など大きな病院の医師が主治医になっている場合、その医師が意見書を作成するまでに時間がかかる、ということである。意見書の提出が遅れると、認定結果が出るのも遅れてしまう。結局、申請から結果が出るまでおよそ30日前後なのが、60日かかることもある。

だから意見書を作成してもらうなら、風邪をひいたときなど、日常的によく受診する医療機関の医師（かかりつけ医）をお勧めする。そして受診した際には必ず、「要介護認定の申請をしたい」旨を伝えるべきだろう。

また、かかりつけ医には、高齢者の日常の生活状況などをきめ細かく伝えておくようにしなければならない。高齢者本人にそれが難しければ、できれば家族が同席して医師に説明するほうがよい。多くの医師は多忙で、診察時間は5分前後ということもめずらしくない。そのため、医師は普段の生活状況にまで立ち入って聞かない場合もあるからだ。

18 援助してもらえないことも多い

誰でも歳を取ると足腰が弱り、身の回りのことができなくなってくる。洗濯物を干したり、掃除機をかけたり、ゴミを出したり、風呂掃除をしたり、買い物に行ったりなど、若いころは何とも思わなかった日常の些細な行動が、どうしてもできなくなる。実は家族がまず困るのも、この生活上の問題への支援だ。

当然、「ふだん介護保険料を支払ってるんだから、ヘルパーに来てもらおう」と考える人も少なくないだろう。要介護認定の手続きというハードルはあるが、それさえ越えれば介護保険制度は利用できる。しかし、いざ利用開始となっても、使いにくい面が多々あるのは否めない。

そもそも介護保険による在宅ヘルパーサービス（正式には「訪問介護」と呼ばれる）は、大きく「身体介護（体に直接触れる介護）」と「生活援助（家事の援助）」に分けられており、後者の「生活援助」のほうが、かかる費用は安くなっている。しかし、けっこう使いにくい。

まず、地域によっては、同居家族がいるとそもそも生活援助を使えないことすらある。日中、高齢者が独居であれば使えることもあるが、かなり制限されていたりする。しかも政府は、要介護1、2といった、まだ手厚い介護が必要でない人（軽度者）を対象に、今後は「生活援助」を保険給付から外すか否かの検討をしている。

現在でも、「おもに家族が使用する部屋の掃除」「本人以外（家族）のための調理」「犬の散歩」「花木の水やり」「草むしり」などは原則、介護保険のサービスとしては認められていない。介護保険によるヘルパーサービスは、家政婦代わりではないからだ。つまり、ヘルパーには「頼めること」と「頼めないこと」があるのだ。

19 介護サービスを受けていても「自分で」が当たり前

それだけではない。自宅でヘルパーサービスを使うにあたっては、「高齢者本人と一緒」というのが基本となっているのだが、これがまた問題になる。

サービス開始前に、ヘルパーはケアマネと一緒に、訪問介護計画（ケアプラン）を作成する。そして、それに沿って要介護者本人のできない部分を補うというスタンスで支援していく。

たとえば、食事づくりの支援においては、「ジャガイモの皮むき」はできなくても、「米とぎ」などが一部分でも可能であればやってもらい、すべてヘルパーに依存しないように心がけてもらう、という具合である。

このように、介護保険のサービスはあくまでも「自立支援」が念頭に置かれた体系となっており、本人とヘルパーは一緒にいることが前提とされている。つまり、ヘルパーに掃除などをお願いしておいて、高齢者本人が病院に行くことはできないのだ。

ヘルパーの職務範囲が決まっていること、自立支援を目指すこと。こうした基本姿勢は高齢者の心身機能維持などの観点からいって当然のことではあるのだが、在宅介護の現場では原則どおりにはいかない。たとえば、「大掃除」「窓のガラス磨き」「季節ごとの衣服の入れ替え」「床のワックスがけ」「電気器具等の移動」などは、高齢者本人は生活援助の一部と理解していることも多い。

筆者がケアマネとして働いていた頃に、「ベランダ排水溝の掃除」「ガスコンロの焦げ磨き」「窓のガラス磨き」などを依頼されたことがある。介護保険の適用外であることを説明しても、利用者の理解が得られなかった。

「保険料を払っているのに、ヘルパーは窓ガラスを磨いてくれないのか！　自分でやるとなると転んでケガをしかねない。そうなったら、君の責任だ！」

と、ひどく叱られた。けっきょく、ケアマネである私が、窓のガラス磨きをすることで事なきをえたのである。

介護現場では、こうした問題はたいてい、ヘルパーと利用者の信頼関係によって「阿吽《あうん》の呼吸」とでもいうような形で解決されている。とはいえ、高齢者本人だけでなく、家族や現場の職員にとっても頭の痛い問題であることに変わりはない。

20 通院が意外と高齢者の負担に

高齢者に病気はつきもので、定期的に通院せねばならない人は少なくない。ところが、この通院が、要介護の高齢者にとって侮れない負担となる。しかも、「医薬分業」といって、大きな病院では診察や検査は病院で済ませ、薬の受け取りは薬局へ出向かなければならないようになっているから、本人にとっては厄介なことばかりだ。

介護保険制度では、たとえ高齢者が車イス状態であっても、通院する際には原則、「行き」と「帰り」の介助しか保険はきかない。つまり、何らかの支援が常時必要でなければ、病院内では介護保険のサービスは使えないのだ（もっとも、認知症がかなり重くて見守りが必要であるとか、水分補給などの介助が常に必要、などということであれば、病院内での待合室や検査室への移動、会計の際の介助に保険がきくこともある）。

しかし、介護を必要としているような高齢者は、大きな病院になると待合室や診察室、検査室など、どこに行きどんな手続きをしてよいかわからなくなることもある。しかも、たとえば常時車イスが必要な状態の人であれば、自分で身動きできなくなる可能性もある。持病や障害によっては、院内の関係者に何かを尋ねることすらできないケースも考えられる。

政府のスタンスは、病院内は医療保険の適用であるため、原則として院内での介助は病院スタッフが行うべきで、介護保険適用のヘルパーが行うべきではないというものだ。しかし、多くの医療機関では、病院スタッフがこのような患者を常時、介助してくれるわけではない。そうなると、もし付き添いがいなければ、ちゃんと受診できるかどうかもあやしくなる。

だから経済的に余裕のある人は、院内のヘルパー介助を、自費（1時間あたり約3000円）で依頼していることもある。ただ、生活保護受給者や低所得者の場合は、善意でヘルパー事業所が介助しているケースがめずらしくない。

これは知っておこう！　対策と豆知識

21 とはいえ制度は活用しよう

いろいろ問題はあるかもしれないが、とにかく介護保険制度が介護者の味方になってくれるのは間違いない。ところが、使いたいと考えたときに、まずはどこに行けばいいか迷う人もけっこういる。

介護保険のサービスを利用しようと思ったら、「地域包括支援センター」という在宅介護の拠点となる相談機関を忘れてはならない。まずはここに行くべきだ。２０１７年４月時点で全国に５０４１ヵ所設けられ、その約24％は市町村直営、約76％は市町村から社会福祉法人や社会福祉協議会、医療法人などに委託され運営されている。自分の住まいの近くの地域包括支援センターは、役所に聞くと教えてくれる。

基本的には社会福祉士、ケアマネジャー、保健師（看護師）などが無料で相談に応じてくれることになっているので、気軽に活用するとよい。地域によっては「高齢者相談センター」「あんしんケアセンター」など、その自治体が独自のネーミングを設けているケースも少なくない。

介護予防や認知症対応についても教えてくれるし、金銭管理が難しいなどといったケースについては成年後見制度への橋渡し役など、各高齢者の問題に応じた支援も行っている。「介護者の会」（介護に携わっている家族がつくる交流の場。詳しくは50参照）や、介護従事者が集って個別ケースについて話し合う「地域ケア会議」を主催するなど、地域の要としての役割も果たしている。

また、医療と介護の連携強化を目的に、地域の在宅介護者とケアマネジャー、ヘルパーなどといった介護従事者が集う会なども主催して、地域における医療・介護資源のネットワーク化にも努めている。

22 要介護認定で知っておくと便利なこと

家族や高齢者本人が地域包括支援センターや市町村の役所で要介護認定申請手続きを行い、その後にケアマネを選定する、という流れはめずらしくない。

申請は家族や本人が行うことになっているが、地域包括支援センター（21参照）や依頼したケアマネが代わりに行ってもいい。特に、サービスの利用者である親が遠方に住んでおり、娘や息子など家族が申請に行けない場合はお願いしてもいいだろう。このような方法を「代行申請」という。

「では、ケアマネをどのように探せばよいのか」と思う人もいるだろうが、ケアマネは「居宅介護支援事業所」と呼ばれる介護事業所に所属している。地域包括支援センターに行けば、この居宅介護支援事業所が掲載されているパンフレットを提供してくれるはずだ。たくさんある事業所から、どこを選べばよいか困るかもしれないが、その場合は介護サービスを利用している近所の人に口コミで情報を聞けるといちばんいい。

ケアマネが決まったら、「初めて介護保険を利用したいので、要介護認定の申請もお願いします」と相談してみよう。書類の書き方や手続き方法など、段取りをしてくれるだろう。遠方に一人暮らしの親などを残している人は、ときどき実家に帰って親の世話をする「遠距離介護」を担うこともあるが（44および45参照）、こういう人もケアマネを先に選定して、介護サービスの利用の段取りまで依頼することが可能だ。

しかしここで、高齢者本人だけで認定調査に臨むと、トラブルのもととなる。普段は介助が必要な高齢者が、調査の時間帯だけシャキッとして、どんな質問にも「できる」と答えてしまった――そんな話を聞いたことがある読者もいることだろう。これでは、実態をふまえた認定結果が出ない。また、男性には口数が少ない人も多い。こういう人は、質問しても「はい／いいえ」としか反応しないため、調査員が問題点を拾い上げにくい。

だから調査の際にはできる限り家族が同席することをお勧めする。遠方に住んでいる場合でも、調査日には時間をとって同席し、調査員に日頃の実態を申し述べるべきだろう。

調査にあたっては、必ず聞くことになっている質問事項がある。たとえば、

「片足立ちはできますか？」

「腕を上げることはできますか?」

「自分で起き上がりはできますか?」

などが挙げられるが、これ以外にも「特記事項」という箇所があり、調査員が自由に書き記せる部分がある。


家族が同席していれば、「普段は物忘れが激しいです」「自分で起き上がるのが大変なようです」などと、調査時以外の状況を申し出て、書き加えてもらうことができる。家族がどうしても同席できない場合には、担当のケアマネに同席を頼むなど、普段の生活状況を把握している専門職に依頼しておくことをお勧めする。

23 介護休業を使おう

育児・介護休業法(育児休業、介護休業等育児又は家族介護を行う労働者の福祉に関する法律)に基づけば、要介護状態にある対象家族を介護する労働者は、要件を満たしていれば要介護の対象家族1人につき通算で93日間の「介護休業」を取得できることになっている。しかも、雇用保険の被保険者が一定の条件を満たしていれば、休業期間中は「介護休業給付」と呼ばれる現金給付もある。

しかし、介護をしている人のうち、実際に介護休業を取得した人の割合は２０１２年で女性が２・９％、男性が３・５％。平均するとわずか３・２％である。使わない理由としては、「同僚に迷惑をかけられない」「収入が減ってしまう」など、さまざまなものがみられる。

ちなみにこの「介護休業」は、年５日まで（要介護者が２人以上であれば年10日まで）休める「介護休暇」とはまた異なるのでよく注意してほしい（「介護休暇」は、半日単位で取得できることになっている）。

問題は、介護のために休める制度を知らない人が多いということだ。２０１５年に東京都が公表した調査では、「介護休暇」が法律で定められていることを知らない従業員が40・８％もいたという。短期の休暇でさえこうなのだから、まして長期間休める「介護休業」について知らない人が多いだろうことは、容易に推測できる。

もっとも、介護休業は課題が多い制度ともいえる。そもそも規定がない事業所もあるし、使い勝手が悪いという指摘もある。しかし幸いなことに、２０１７年１月から制度が改正され、最長93日間で原則１回限りだった介護休業を、３回を上限として分割取得できるようになった。たとえば、30日取得して職場復帰し、しばらくしたら残り63日を取れる、といった具合である。

介護ニーズは多様化している。介護離職しなくてもすむように、利用できる「休暇」もしくは「休業」制度は、積極的に活用していくべきであろう。

第3章

知らないと損！
介護サービスとお金のこと

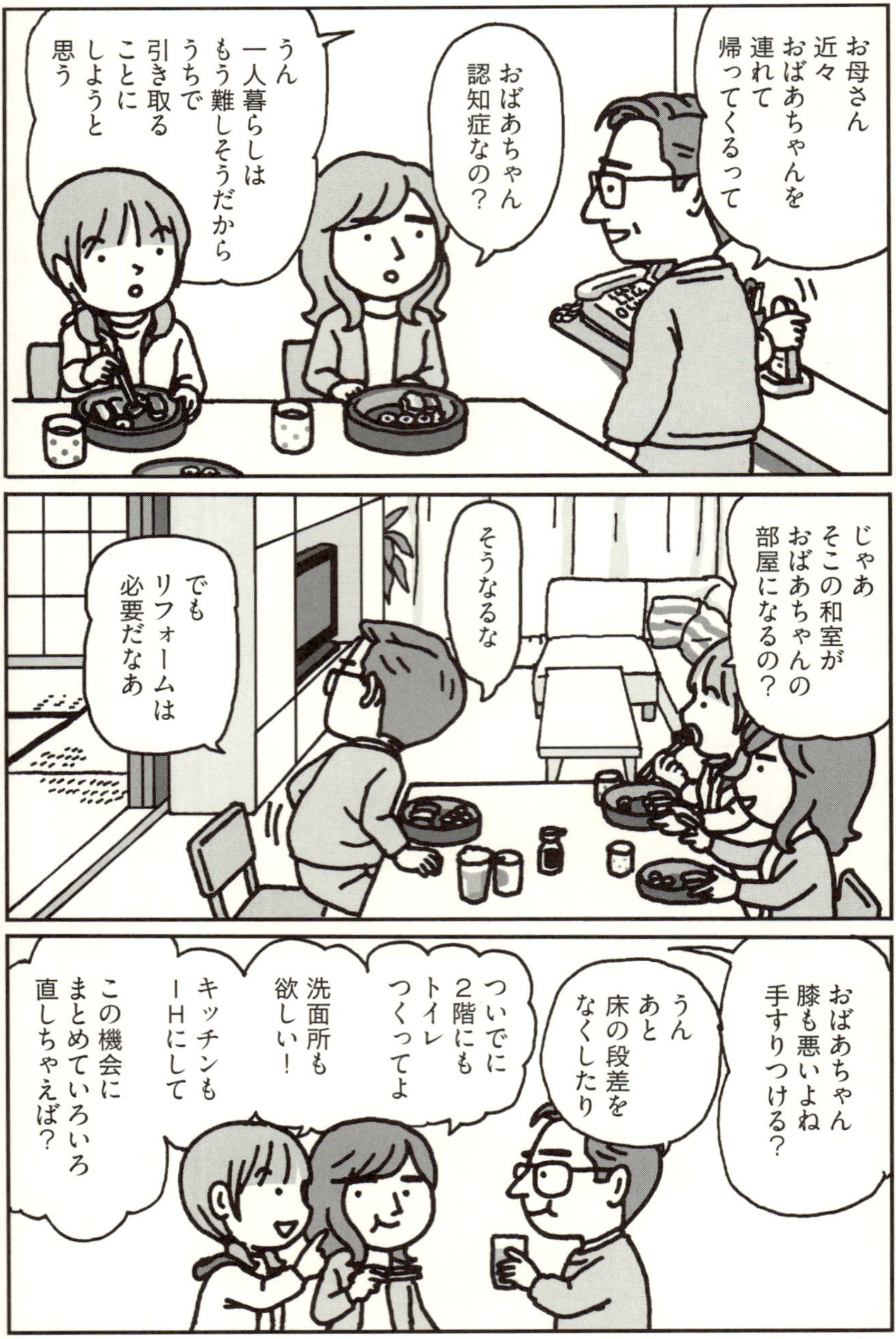
お母さん 近々 おばあちゃんを 連れて 帰ってくるって
おばあちゃん 認知症なの?
うん 一人暮らしは もう難しそうだから うちで 引き取る ことに しようと 思う
じゃあ そこの和室が おばあちゃんの 部屋になるの?
そうなるな
でも リフォームは 必要だなあ
おばあちゃん 膝も悪いよね 手すりつける?
うん あと 床の段差を なくしたり
ついでに 2階にも トイレ つくってよ
洗面所も 欲しい!
キッチンも IHにして
この機会に まとめていろいろ 直しちゃえば?

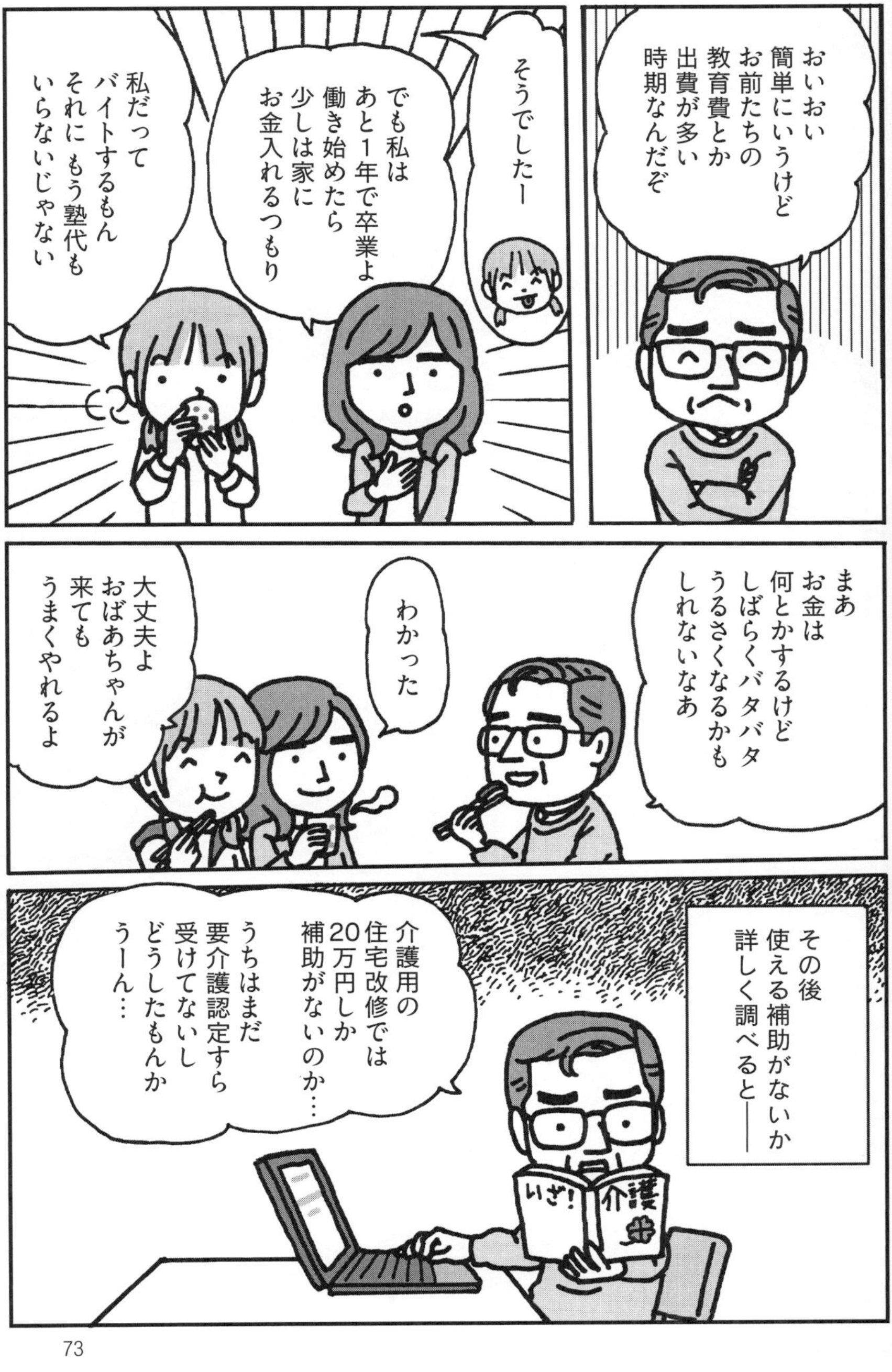
おいおい
簡単にいうけど
お前たちの
教育費とか
出費が多い
時期なんだぞ
そうでしたー
でも私は
あと1年で卒業よ
働き始めたら
少しは家に
お金入れるつもり
私だって
バイトするもん
それに もう塾代も
いらないいじゃない
まあ
お金は
何とかするけど
しばらくバタバタ
うるさくなるかも
しれないなあ
わかった
大丈夫よ
おばあちゃんが
来ても
うまくやれるよ
その後
使える補助がないか
詳しく調べると――
介護用の
住宅改修では
20万円しか
補助がないのか…
うちはまだ
要介護認定すら
受けてないし
どうしたもんか
うーん…
いざ!介護

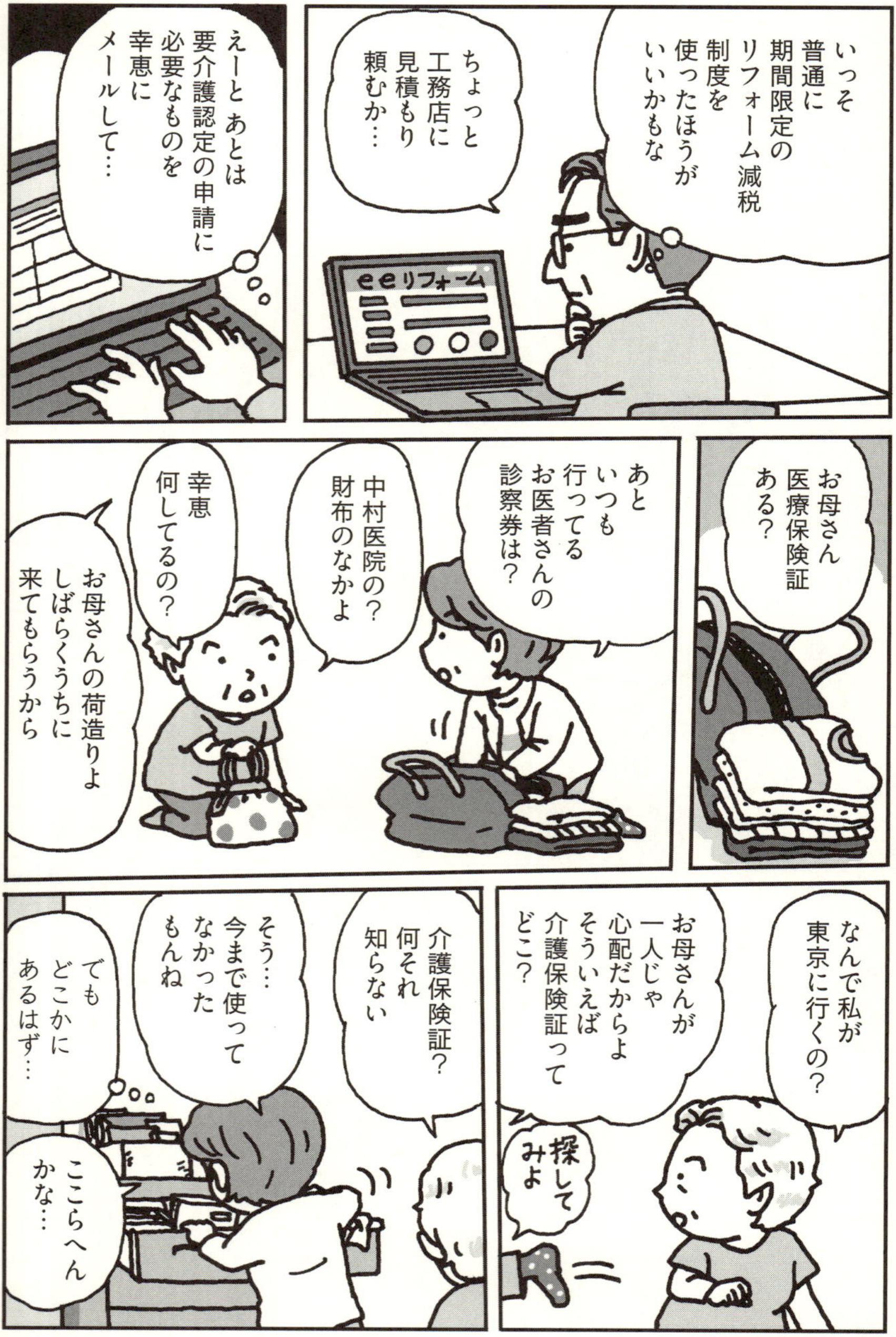

いっそ普通に期間限定のリフォーム減税制度を使ったほうがいいかもな
eeリフォーム
ちょっと工務店に見積もり頼むか…
えーとあとは要介護認定の申請に必要なものを幸恵にメールして…
お母さん医療保険証ある？
あといつも行ってるお医者さんの診察券は？
中村医院の？財布のなかよ
幸恵何してるの？
お母さんの荷造りよしばらくうちに来てもらうから
なんで私が東京に行くの？
お母さんが一人じゃ心配だからよそういえば介護保険証ってどこ？
探してみよ
介護保険証？何それ知らない
そう…今まで使ってなかったもんね
でもどこかにあるはず…
ここらへんかな…

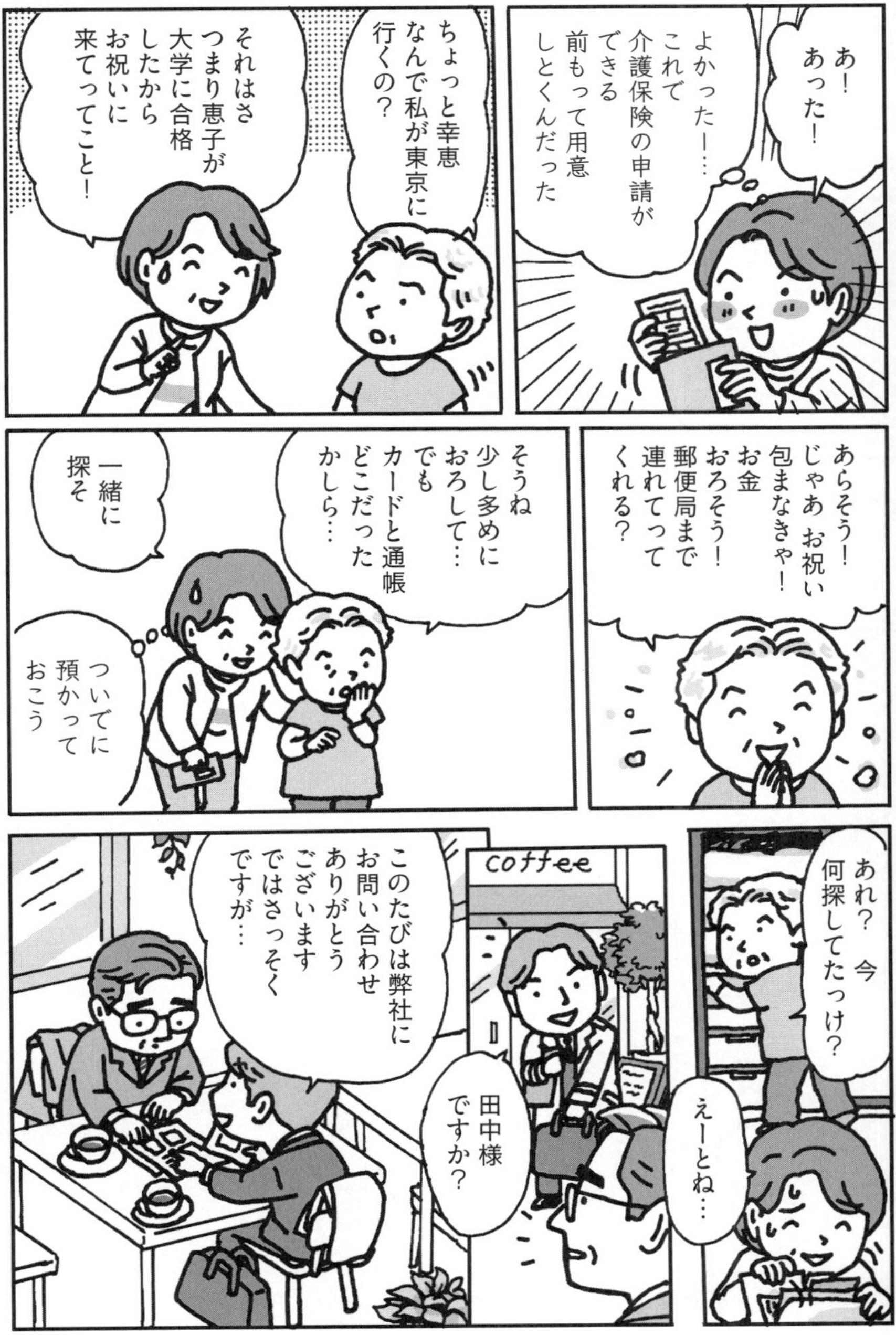
あ! あった!
よかったー… これで介護保険の申請ができる 前もって用意しとくんだった
ちょっと幸恵 なんで私が東京に行くの?
それはさ つまり恵子が大学に合格したからお祝いに来てってこと!
あらそう! じゃあ お祝い包まなきゃ! お金おろそう! 郵便局まで連れてってくれる?
そうね 少し多めにおろして… でもカードと通帳どこだったかしら…
一緒に探そ
ついでに預かっておこう
あれ? 今何探してたっけ?
えーとね…
coffee
田中様ですか?
このたびは弊社にお問い合わせありがとうございます ではさっそくですが…

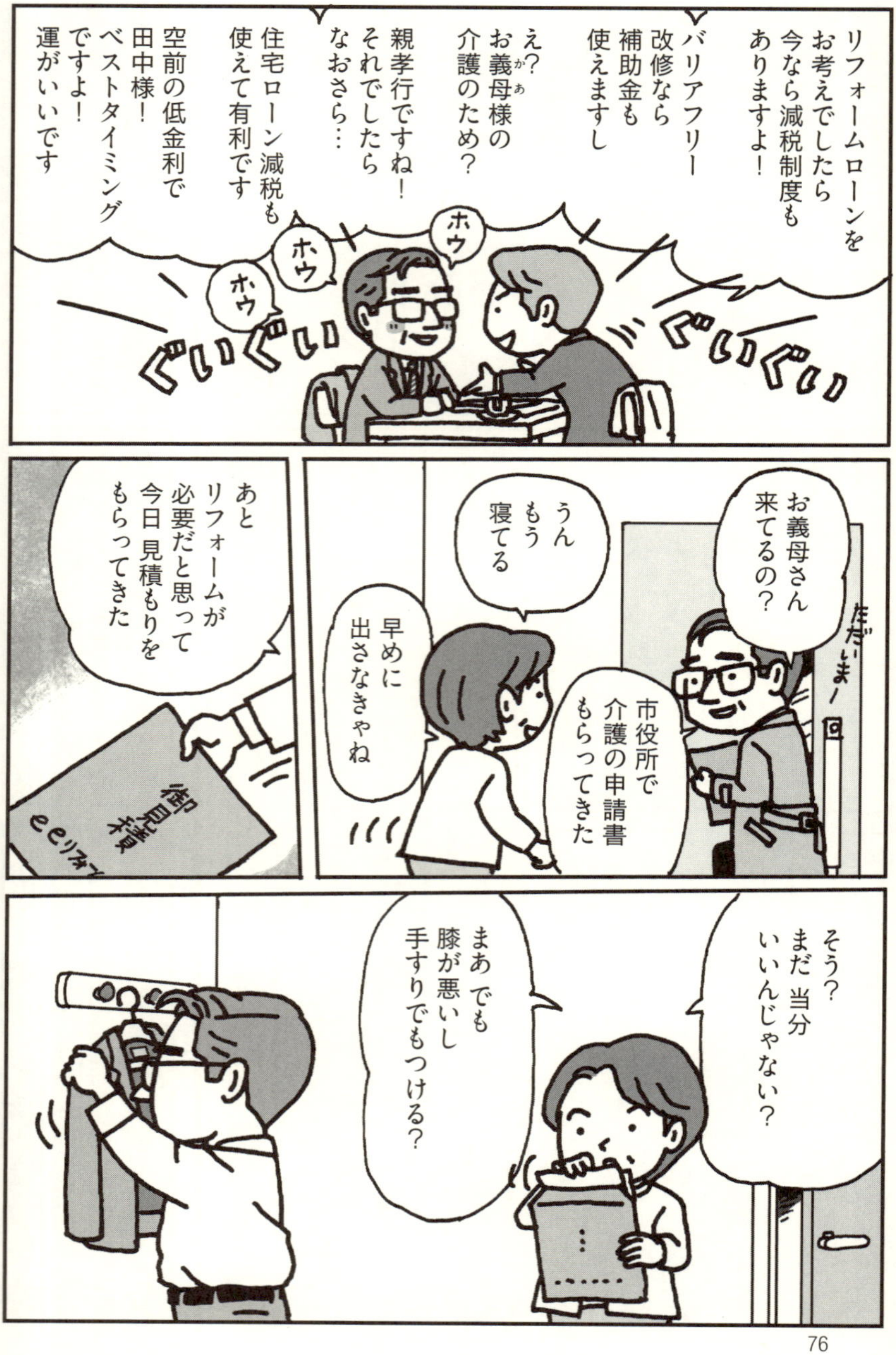

リフォームローンをお考えでしたら今なら減税制度もありますよ！
バリアフリー改修なら補助金も使えますし
え？お義母《かあ》様の介護のため？
親孝行ですね！それでしたらなおさら…
住宅ローン減税も使えて有利です
空前の低金利で田中様！ベストタイミングですよ！運がいいです
ホウ
ホウ
ホウ
ぐいぐい
ぐいぐい
ただいま！
お義母さん来てるの？
市役所で介護の申請書もらってきた
うんもう寝てる
早めに出さなきゃね
あとリフォームが必要だと思って今日見積もりをもらってきた
御見積
eeリフォーム
そう？まだ当分いいんじゃない？
まあでも膝が悪いし手すりでもつける？

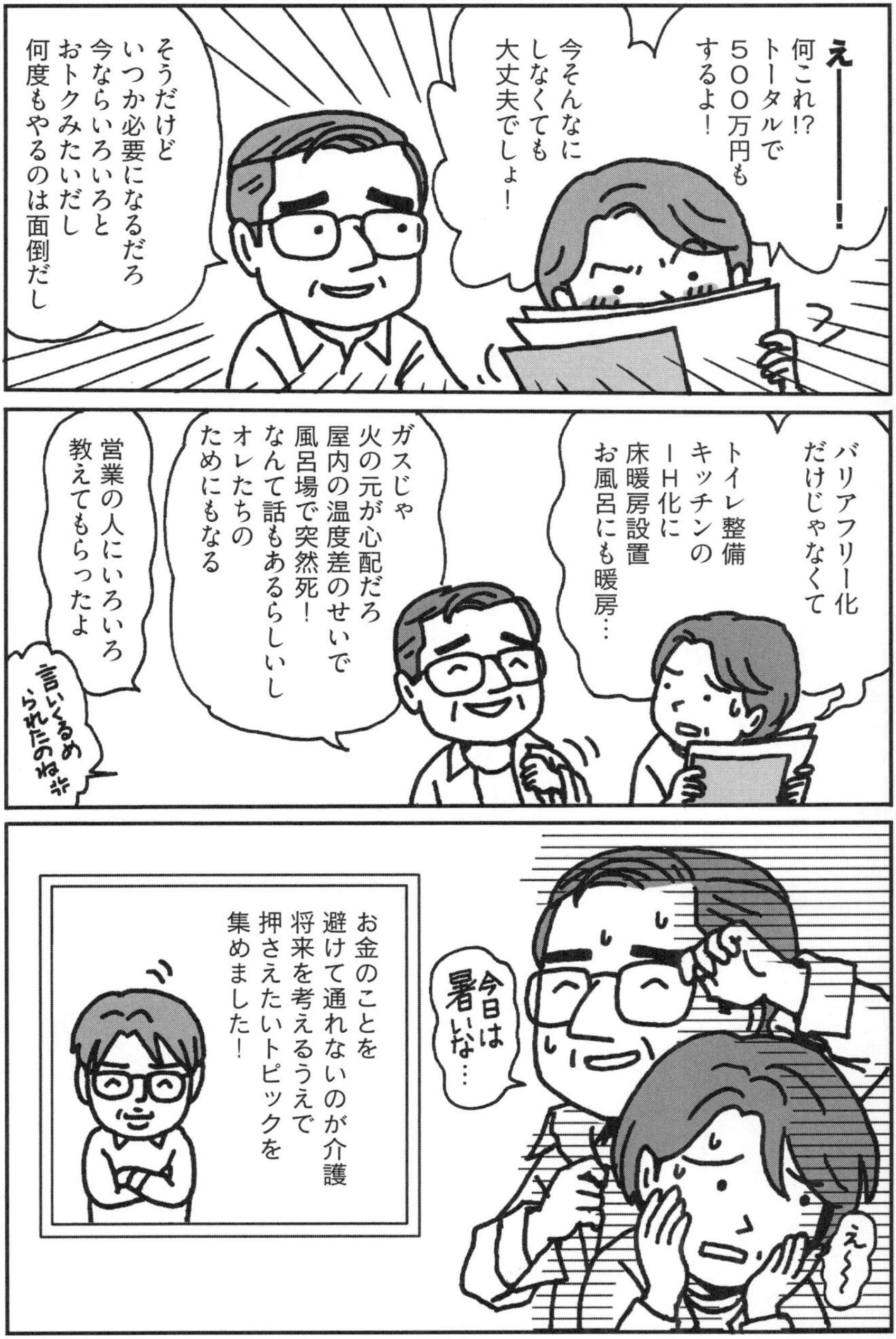
えーーー！
何これ!? トータルで 500万円も するよ！
今そんなに しなくても 大丈夫でしょ！
そうだけど いつか必要になるだろ 今ならいろいろと おトクみたいだし 何度もやるのは面倒だし
バリアフリー化 だけじゃなくて トイレ整備 キッチンの IH化に 床暖房設置 お風呂にも暖房…
ガスじゃ 火の元が心配だろ 屋内の温度差のせいで 風呂場で突然死！ なんて話もあるらしいし オレたちの ためにもなる
営業の人にいろいろ 教えてもらったよ
言いくるめ られたのね
今日は 暑いな…
え〜〜
お金のことを 避けて通れないのが介護 将来を考えるうえで 押さえたいトピックを 集めました！

24 介護は保険料にもサービスにも「地域差」がある

11でふれたが、介護保険料を支払っているのは、「第一号被保険者（65歳以上の人）」と「第二号被保険者（40歳以上65歳未満の人）」である。医療保険と異なり、介護保険は地域格差が大きい。それは、保険料ひとつ見れば明らかである。

２０１８～20年度の介護保険料基準額（第一号被保険者）を見ると、高い自治体は福島県葛尾《かつらお》村（月９８００円）、福島県双葉町（月８９７６円）だ。安い自治体は、北海道音《おと》威子府《いねっぷ》村（月３０００円）、群馬県草津町（月３３００円）となっている。これらから上位と下位では保険料に3倍以上の地域格差があるのがわかる（実際に支払う額は、この基準額にさらに収入に応じた保険料率を乗じるなどして算出される）。市町村がそれぞれ独自に保険料基準額や保険料率を決めるしくみになっているので、このようなばらつきが出る。

誤解のないように付け加えておくと、介護保険料が高いこと自体は必ずしも悪いことではない。高くなる要因はいくつかあるが、その1つに、いいサービスが提供されている地域では、施設の整備やサービスの充実などにかかる財源を確保せねばならないという事情がある（もちろん、各市町村には、保険料の引き上げとサービス確保の関係を住民に説明する義務が生じる）。

高齢者が介護保険のサービスを利用せずに、一生元気でいられれば、本人も幸せで市町村も保険料上昇に悩むことはない。そのため、体操教室や健康教室といった「介護予防」施策の充実を推進するなど、高齢者本人の健康意識を高めることで上昇し続ける保険料の伸びを抑えているところもある。

くり返しになるが、医療保険と介護保険は異なる。介護保険は保険料から受けられるサービスまで、各地域により差があるのが実情だ。どこでも同じと思い込まず、自分の住んでいる地域のことをよく知っておかねば、上手に使うことはできない。

25 介護保険料の上昇は避けられない

65歳以上の人が支払う介護保険料が上昇を続けていることは指摘したが、65歳未満の人が支払う保険料も上昇を続けている。その人が加入する医療保険によって異なるものの、こちらは介護保険法が施行された２０００年には平均２０７５円だったのが、２０１５年には平均５０８１円と、スタート時の２・４倍にまでふくれあがった。

ちなみに、第二号被保険者の場合は、その人が加入している医療保険の保険者（たとえば健康保険組合など）が保険料率を設定しているので、こちらも65歳以上の人の保険料のようにばらつきが出る。だから保険料に触れる際、「平均」という言い方になるのである。

介護保険が40歳以上を被保険者としている理由は、介護が必要となるのは40歳以上と考えられ、それ以下の年代は該当しないとされているからである。また、親の介護も子どもが40歳以上になってからと想定され、介護保険料を支払うことで間接的に保険給付の恩恵を受ける年齢が40歳以上と考えられていることもある。

介護保険料はサービスを利用しているか否かにかかわらず支払うことになる。だから、サービスを利用しない人からすれば「かけ捨て」の感があるのは否めない。だが、ひとたび脳梗塞や認知症などで介護保険のサービスを利用するとなれば、本人もしくは家族は、介護施設への入所やヘルパー利用など介護保険の恩恵を受ける実感が強くなる。利用する人としない人との、サービスに対する実感に差が大きいのである。

26 医療費の上昇も避けられない

上がり続けるのは介護保険料だけかというと、そうでもない。

病院に行った際に支払う自己負担額は、保険診療であるから実際の金額のうち所得や年齢に応じて1～3割となっている。原則、70歳未満は3割、70～74歳は2割または3割、75歳以上は1割または3割だ。

この自己負担は月単位ベースで上限額が決まっており、自己負担限度額と呼ばれる。一定の額を超えると負担せずに済むようにできているわけで、これは「高額療養費制度」と言われている。現在では、図3－1のように所得によって自己負担限度額が異なっているが、上限額が引き上げられる傾向にある。

⑩で紹介した生命保険文化センターの調査には、入院時の自己負担費用の総額を調べた結果も掲載されている。それによれば、1日あたりの自己負担費用は、

２００４年度　１万４７００円
２００７年度　２万１０００円
２０１０年度　１万６０００円
２０１３年度　２万１０００円
２０１６年度　１万９８００円

だという。このなかには見舞いに来る家族の交通費なども含まれており、高額療養費制

図3-1　高額療養費制度の上限額（70歳以上の人）

2017年7月診療分まで

適用区分		外来（個人ごと）	1ヵ月の上限額（世帯ごと）
現役並み	年収約370万円～	4万4400円	8万100円 ＋（医療費－26万7000）×1％
一般	年収156万～約370万円	1万2000円	4万4400円
住民税非課税等	Ⅱ住民税非課税世帯	8000円	2万4600円
	Ⅰ住民税非課税世帯 （年金収入80万円以下など）		1万5000円

2017年8月から2018年7月診療分まで

適用区分		外来（個人ごと）	1ヵ月の上限額（世帯ごと）
現役並み	年収約370万円～	5万7600円	8万100円 ＋（医療費－26万7000）×1％
一般	年収156万～約370万円	1万4000円 （年間上限14万4000円）	5万7600円
住民税非課税等	Ⅱ住民税非課税世帯	8000円	2万4600円
	Ⅰ住民税非課税世帯 （年金収入80万円以下など）		1万5000円

2018年8月診療分から

適用区分		外来（個人ごと）	1ヵ月の上限額（世帯ごと）
現役並み	年収約1160万円～	25万2600円＋（医療費－84万2000）×1％	
	年収約770万円 ～約1160万円	16万7400円＋（医療費－55万8000）×1％	
	年収約370万円 ～約770万円	8万100円＋（医療費－26万7000）×1％	
一般	年収156万～約370万円	1万8000円 （年間上限14万4000円）	5万7600円
住民税非課税等	Ⅱ住民税非課税世帯	8000円	2万4600円
	Ⅰ住民税非課税世帯 （年金収入80万円以下など）		1万5000円

度を利用した人の場合は、利用後の金額をもとに算出されている。

27 脳卒中で急に倒れると

介護や医療にかかるお金のことは、統計だけではなかなか実感をもって受け止めてもらえない。ここで、脳卒中で入院↓要介護↓逝去という過程をたどった人の例を挙げてみよう。脳卒中はつい最近まで長らく「要介護になる原因」の第1位を占めていたから、誰にでも起こりうることと考えていい。

私が介護現場で働いていたときに経験したケースだ。夫は、歳はとっても毎日元気に暮らしており、同年代の知人と囲碁や旅行などをして楽しく過ごしていた。しかし78歳のとき脳梗塞を発症、救急車で搬送された。

搬送先の病院では1ヵ月ほどしか入院できず、転院先でも療養生活は5ヵ月程度であった。転院先ではリハビリテーション（リハビリ）を行っていたが、あまり状態は改善しない。車イスが不可欠となり、介護を考えねばならなくなった。

こういう場合、病院では治療とともにリハビリも行うことになるため、毎月総額で15万～25万円ほどかかる（地域によって差がある）。高齢者本人が厚生年金を受給していれば平均15万円前後の年金給付があるため、差額分を家族からの仕送りや貯金を取り崩してまかなえばなんとかなる。しかし、国民年金受給者であれば、毎月平均5万円前後の所得であるため、差額分の10万〜20万円前後を工面せねばならない場合もある。

そして当然ながら、退院後のことも考える必要がある。この一家の場合、50代になる長男は、当初は在宅での介護を考えた。しかし、要介護者の妻（つまり、長男から見て母）は77歳。高齢者が高齢者を介護する「老老介護」に突入すれば共倒れしかねないため、結局、施設介護を選択する。お金のことを考えて特養を希望したが待機者が多く、入所するまで1〜2年待ちといわれたため、有料老人ホームに入ることになった。

老夫婦にはかつて、夫の退職金1500万円＋貯蓄1000万円の、合計2500万円の資産があった。また大企業に勤務していたおかげで毎月約18万円の年金収入もあった。しかし「元気高齢者」であった間に趣味や旅行にお金を費やした結果、資産は1500万円ほどになっていた。有料老人ホームの入居金は300万円。そして入居後は、毎月総額23万円ほどを支払わねばならない。

一家は相談の末、

・資産1500万円から入居金300万円を支出する

↓残り1200万円は要介護者の妻の生活費に残しておく
・要介護者の年金はすべて有料老人ホームでの生活費にあてる
↓不足する5万円は長男が仕送りする

と決めた。要介護者の妻はもともと専業主婦で、月5万円前後の国民年金しか受給していなかったため、こうするのがベストと判断したそうである。

その後、脳梗塞で倒れた男性は85歳までこの有料老人ホームで過ごし、最期を迎えた。長男は定年まで毎月5万円の仕送りを続けた。子どもの大学の学費もあり、50代にして厳しい家計状態に陥ったものの、何とか7年間、親の介護費用を工面して乗り切ったそうである。

28 介護保険が「使えなくなる」ことも

介護保険料は所得から天引きされるシステムとなっている。これを「特別徴収」と呼ぶが、天引きであるが故に、保険料が滞納されるといった事態は少ない。

ただ、法令で年金給付額18万円未満の高齢者については、被保険者である高齢者が、自ら保険料を納めることになる。これを「普通徴収」という。簡単にいうと、年金額が少ない人は、天引きはしないかわり自分で保険料を納める決まりになっているわけだ。そうなると、経済的に困窮している人は保険料を支払えないケースが生じる。

実際に介護保険料を1年以上滞納すると、サービスを利用する際の自己負担が1割のところ、いったん10割分を介護事業者へ支払うことになる。そして後日、領収書などを揃えて事務手続きすれば、9割分の支払額（保険給付分）が返金される。これを「償還払い」という。一時的とはいえ10割分の費用を工面しなければ、介護保険のサービスが利用できないわけだ。これは、年金額が少ない要介護高齢者にとっては、大きなペナルティとなる。

ところがさらに滞納が続くと、償還払いだけではすまないこともある。保険料の滞納が1年6ヵ月以上続くと、保険給付の制限が課せられ、介護保険の一部サービスが受けられなくなるのだ。そして、2年以上保険料の滞納が続くと、自己負担1割が3割負担となり、高額介護サービス費（34参照）の支給も停止される。

もともと保険料を滞納するほど経済的に厳しい状況下で自己負担3割となれば、介護サービスがまったく使えないに等しい状況に陥ってしまう。

保険料未納でサービスの受給制限が課されるケースは、現実には少ない。しかし201

6年に厚労省が公表したデータによれば、このようなペナルティを課している保険者（市町村）の数は564（全体の32・4％）にのぼっており、保険給付の償還払いとなっている要介護高齢者も2516人いる。自治体もペナルティには慎重なのだと考えられるが、滞納に注意したほうがいいのは確かだろう。

29 要介護度は低く出ることもある

介護保険を利用するにあたり、まず必要なのが要介護認定の申請であることは既述の通りだが（第2章参照）、この要介護認定の結果は、現実には「運次第」とも言えなくもない。認定調査員によって差が生じ、地域によってもかなりの格差が顕在化している。ある地域では要介護1と判定されたが、同じ状態でありながら別の地域では要支援2と判定されることもめずらしくない。要介護4、5といった重度者については精度が高いのだが、要支援から要介護2くらいまでの軽度者になると、結果にばらつきが出やすいのである。

実際、市町村をまたいで業務に従事しているケアマネによれば、各自治体の裁量によって結果が異なり、厳しく判定されたり甘く認定されるなど、地域格差が問題となっているという。ほかにも多くのケアマネから同じことを聞く。

厚労省の資料（2016年）によると、要介護認定者率（介護保険の被保険者のうち要介護・要支援に認定された人が占める割合）は、最も高いのが大阪府（22・4％）、最も低いのが山梨県（14・2％）で、1・6倍の違いがある。ちなみに東京都は18・5％で、平均値の17・9％よりは高い。

あるケアマネの体験談だが、担当している要介護の高齢者が要介護2と判定されたという。ところが、実際の健康状態をよく知る本人や家族は、この結果にどうしても納得できなかった。そこで「状態が悪化した」という理由をつけて再度、区分変更申請をすることとなり、その結果、要介護3になった事例があったそうだ。

なお、認定結果に納得がいかなければ、このように不服を申し立てられる制度があるが、それには煩雑な事務手続きがあり手間がかかる。このためか、要介護認定の申請全体（新規・更新・区分変更）のうち、区分変更申請の率は約7％となっている（2014年度のデータをもとにした試算）。

30 認定を邪魔するのは実は「本人」

周知のように介護保険制度は、要介護度が高い人ほど利用できるサービス量が増えてい

図3-2　介護保険で利用できるサービスの分類

居宅サービスと施設サービスは誰でも使えるが（ただし、要介護度による）、地域密着型サービスはその地域の住民だけが利用できる

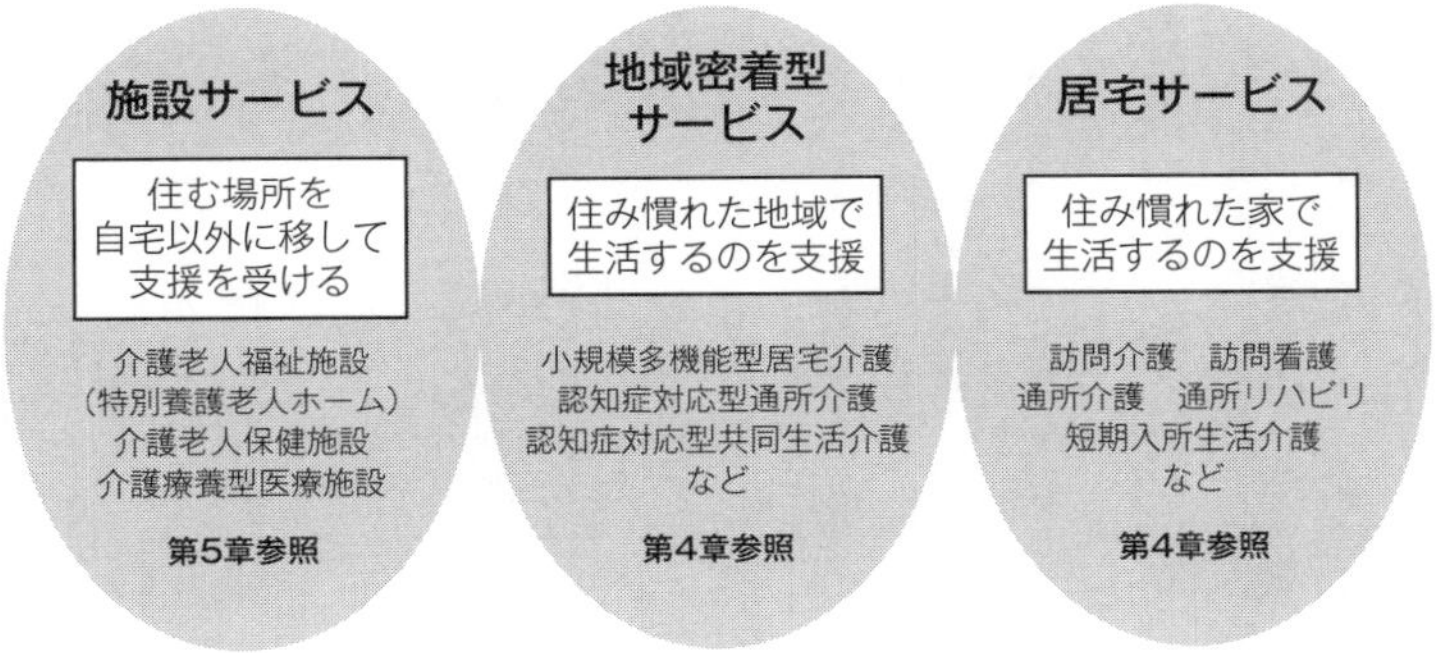

く仕組みになっている。介護保険で利用できるサービスは、大きくは図3－2のように3種類にわけられるが、実際の要介護度が高いのに軽めに判定されてしまうと、受けられるサービスは本当に必要な分よりも減ってしまう。金額ベースで見れば、その差は明らかだ（次ページの図3－3参照）。

だから介護に携わっている人にとって、要介護度は関心の的だ。それによって、金銭面も含め介護者にかかる負担がまったく変わってきてしまうからだ。とくに自宅で親を介護している子どもにとっては、死活問題とすらいえる。「少しでも要介護度が高く出てくれれば……」というのが本音だろう。

しかし、どうもその望みどおりにはいかな

図3-3 負担額の目安（月額）

居宅サービス、地域密着型サービスを利用したとき

	利用限度額 ※介護保険がきく上限月額。これを超えた分は全額自己負担	利用者が支払う額	
		1割負担の人	2割負担の人
要支援1	50,030円	5,003円	10,006円
要支援2	104,730円	10,473円	20,946円
要介護1	166,920円	16,692円	33,384円
要介護2	196,160円	19,616円	39,232円
要介護3	269,310円	26,931円	53,862円
要介護4	308,060円	30,806円	61,612円
要介護5	360,650円	36,065円	72,130円

※2018年8月から高所得者は３割負担となっている

施設サービスを使用したとき（１割負担の場合）

個々の施設や種類、および住環境（個室かそうでないか）によって変わる。以下は、特養を利用する要介護５の人が支払う目安の額

	多床室の場合	個室（ユニット型）の場合
施設サービス費の1割	24,500円	27,000円
居住費	25,200円	60,000円
食費	42,000円	42,000円
日常生活費	10,000円	10,000円
合計＝利用者が支払う額	101,700円	139,000円

（施設サービス費の1割について）この部分は介護保険がきいてこの額に抑えられている

（居住費・食費・日常生活費について）この部分は自己負担となるが、利用者の所得に応じて補助がある

いらしい。２０１８年３月現在、65歳以上の高齢者は約３４８８万人いるが、要介護認定を受けている人は約６４１万人、18・４％ほどである。８割以上が介護保険のサービスを利用していないことになるわけだ。意外に思う人も多いのではないか。

個々に事情はあろうが、高齢者自身がサービスの利用を望まないケースもあるので、なかなか事情は複雑だ。現在65歳以上の人といえば、「他人様の世話になるのは恥」という価値観をもっている人が少なくない。そういう人をうまく説得して認定調査までこぎつけても、調査の時だけ無理をすれば、適切な要介護度が出ないこともある。この点については22で述べたとおりだ。

ちなみに65歳以上で介護保険のサービスを受給した人は５４４万２０００人で、うち男性がおよそ３割、女性が７割となっている（２０１８年３月時点）。女性のほうが長生きなのはよく知られているが、それにしてもこんなに大きな差があるところをみると、もしかしたら女性のほうが上手に制度を利用できているのかもしれない。

31 意外とお金がかかる福祉用具

介護が必要となると、「杖」「車イス」「介護用ベッド」などの「福祉用具（特殊用具）」

が欠かせなくなる。これらの大部分は介護保険適用となっており、購入もレンタルもできるようになっている。

しかし、値段に関していうと、国や自治体は目安を示すのみで、それぞれの商品については業者が決めることができる。そのため介護保険を利用して福祉用具をレンタルする際には、ケアマネとよく相談して業者をいくつも比較したほうがいい。

あくまで目安だが、たとえば車イスなら、レンタル料として毎月、自己負担400～500円で、介護用ベッドはだいたい1000円以上となる。最近はホームセンターでも車イスが1万～3万円程度で販売されているので、要介護認定を受けている高齢者や家族が購入してしまうケースもある。確かに、面倒な手続きで毎月いくらか支払うのであれば、ひと思いに購入したほうが得なようにも思える。

ところが高齢者の中には、車イスを購入しても半年で状態が改善して施設に寄付する人や、粗大ゴミで処分する人も少なくない。介護サービスが必要となる期間は人によって異なるが、病気で亡くなったり状態がよくなったりと、2～3年というスパンの人も多い（もちろん、5～10年以上という人もいるので、難しいところだが）。

筆者は福祉用具店の販売員にレンタルと購入のどちらが得であるか聞いたことがある。

その販売員によると、「毎日使うのであれば、レンタルのほうがいいのではないか」とのことであった。レンタル料に、修繕などにかかるメンテナンス料が組み込まれているからだ。

福祉用具は日々使うものだけに、部品が外れたり壊れたりすることもある。そのため、業者に来て修繕してもらう必要がある。しかし購入してしまうと、改めてメンテナンス料を支払わなければならない。福祉用具を選ぶときは、こうしたことも考えておいたほうがいいだろう。

なお、福祉用具の中には必ず購入せねばならないものもある。排泄処理関連のものなどがそうだ。たとえばベッドの脇に置いて使う簡易トイレは、5万〜10万円が相場なので、実際には保険適用となり、1割負担の場合、5000〜1万円のみが自己負担である。ただし、高齢者1人につき限度額が10万円までのため、それ以上の福祉用具（特殊用具）を購入したい場合の差額は全額自己負担だ。しかも「償還払い（利用者が全額を支払い、後で市町村役所へ申請して、保険給付分の払い戻しを受ける）」になっている。個々は安くすんでも、「チリも積もれば」式に費用がかさむことだって考えられる。福祉用具も意外とお金がかかるのである。

32 施設介護にかかる費用の盲点

介護を自宅ではなく、施設にまかせたいと思う方もいるだろう。ここで基本的なことを書くと、介護保険制度上「施設サービス」と呼ばれるのは、8で紹介した特養のほか、「介護老人保健施設（老健）」「介護療養型医療施設（療養病床、２０１８年度の制度改正により「介護医療院」へと移行が進む見込み）」の３つだけである。有料老人ホームやグループホームなども、建物である以上、一般の方から見れば「施設」ということになるのだろうが、制度上は他はすべて、地域密着型や居宅サービスなど、別の括りのサービスとされている（なお本書は一般書であることから、わかりやすさを優先して「施設」と表現している）。

施設のうち、特養は終《つい》の棲家《すみか》になり得るうえ、割安感があり、高齢者やその家族にもよく知られた介護施設だ。老健は病後のリハビリなどでお世話になる人も多いだろう。

これらの施設では、費用面で盲点になりがちなことがある。特養や老健の食費や居住費は、通称「ホテルコスト」と呼ばれるが、これは基本的に保険適用とならず、自己負担となっている。原則、それらの費用に関しては、国からのガイドライン（「居住、滞在及び宿泊並びに食事の提供に係る利用料等に関する指針」）を参考に、利用者と施設等との契約行為に基づくとされているのだ。

具体的には利用者の所得に応じて、毎月平均１万～３万円の自己負担が必要なケースが多く、個室になるとさらに金額が増す。ショートステイ（短期入所サービス）やデイサービス（日帰りの介護サービス）でも、一時的に施設を利用することになるため、食費などは自己負担となっている。もっとも、一部の生活保護受給者や低所得者に対しては、助成制度（補足給付）が設けられている。

ただし政府は、４人部屋が基本となっている特養はプライバシーの面で問題があると考えている。そのため原則、個室にすべきという方針を打ち出しているのだ。つまり、高齢者が増え続けているにもかかわらず、例外を除いて個室型の特養しか新設しないことになっているというわけだ。

大雑把に言って、特養の４人部屋であれば、ホテルコスト込みで毎月総額７万～９万円程度の利用料で済むのだが、個室になると約10万～16万円かかってしまう。年金受給者にとっては、毎月数万円の差はかなり負担となる。個室型の特養に入所してしまうと、高齢者のなかには預貯金などをどんどん取り崩さなければならないケースも少なくない。

これは知っておこう! 対策と豆知識

健康であれば医療や介護にお金を使わなくてもすむわけだが、現実にはそうはいかない。誰しも十分なケアや治療を受けたいし、受けさせてあげたいと思うのは当然だ。とはいえ、少しでも家計の負担を軽くするために、以下の仕組みや制度だけは最低限、知っておいていただきたい。

33 「世帯分離」で介護保険料が安くなるかも

介護保険料が高いと感じている人も多いだろうが、実は、家族と一緒に住んでいるか否かで、若干、保険料が異なることがある。これは「世帯」全体の収入で算定する仕組みがあるためだ。たとえば、収入の高い息子や娘と暮らしているため保険料が高いケースもあるし、夫の年金収入が高いため、年金額が低い妻の保険料が安くならない、というケースもある。

このとき、「世帯分離」といって、住民票を移さずに夫婦の世帯が別だと役所に告げて認められると、保険料が安くなるケースもある。介護保険料が低くなる条件としては、

「世帯全員が市町村民税が非課税で、高齢者本人の収入が80万円以下」という点が挙げられる（この場合の収入は年収を指す）。

　仮に、85歳同士の老夫婦で、妻は年収79万円、夫は年収２５０万円の世帯があるとしよう。当然、夫が世帯主なので年金額から見て課税世帯だ。以下、わかりやすくするために数字を単純化して試算してみよう。

　毎月の介護保険料の基準額は24に書いたとおり地域によって差があるが、平均はだいたい５５００円。高齢者が実際に支払う介護保険料は、基準額に所得に応じた一定の率をかけて算出される。夫が年収２５０万円だと基準額の１・５倍となるため、夫の介護保険料は８２５０円となり、同一世帯であれば夫婦２人が支払う保険料の合計額は１万３７５０円になる。

　ところが、世帯分離すると妻は収入79万円の１人世帯ということになるので、世帯主が課税対象者でなくなり、妻の保険料は基準額の半分の５５００円×１／２＝２７５０円、となるわけだ。つまり結果的に、

　世帯分離前　夫８２５０円＋妻５５００円＝１万３７５０円

↓

世帯分離後　夫8250円＋妻2750円＝1万1000円

と安くなる（あくまでモデルケースと理解して欲しい）。住まいを同じくしながらも、水道料金・電気代・食費を別々にしているとか、玄関が2つあるなどといった理由を強く主張すれば、世帯分離が認められる場合もある。

つまり、全国一律の規定はない。役所は保険料の減免目的で申請にきたと推測しがちなので、受理したがらない傾向があるのは事実だが、経済的に困窮したときの手段として記憶にとどめておいても損はない。ただしこの世帯の場合、国民健康保険料のことを考えておかないと、トータルで高くつくこともあり得る。

施設に移る際は、要介護者の住民票を施設所在地に移すこともある。こうなると家族とは別世帯となり、ここでも世帯分離は使えるが、2015年8月から、特養に入る際には、夫婦が世帯分離しても、2人の預貯金が2000万円以上あれば、助成制度（補足給付）が利用できないことになった。つまり、世帯分離で安くなっても、これまで安かった別の費用が高くなるので、負担軽減の効果は薄くなったわけだ。

34 月額の超過分を「払い戻す」制度がある

介護保険制度でヘルパーサービスや施設サービスなどを利用すると、保険給付部分に関しては原則、1～3割負担となる。1割負担の場合、たとえば1時間未満の身体介護をヘルパーに頼むと、約4000円のうち400円の自己負担で済み、残りは保険でカバーされる。個々は大した金額でなくても、これら介護保険のサービスを組み合わせていくと、支出の合計は高額になりがちだ。

そんなとき、サービスにかかった費用が1ヵ月単位で一定の額を超えると、それ以上は払わなくて済む「高額介護サービス費」という仕組みがある。これは、超過分を市町村に申請すれば、後でお金が戻ってくるというものである。高額療養費制度については知っている方も多いと思うが、それと似たようなものと考えればよい。所得など、さまざまな条件ごとに負担の上限額が設定されているが、世帯員のうち誰かが市町村民税の課税対象となっている場合は、原則として4万4400円（月額）を超えた分の費用が支給されるのだ。

ただし、支給対象となるサービスは訪問介護、訪問入浴介護、訪問看護、通所介護、通所リハビリテーションなどで、特定福祉用具販売、住宅改修などは対象外となっているので要注意だ。

この「払い戻し」制度は、特養や介護老人保健施設など施設サービスの総額にも同様に使えるが、要介護5など当初から要介護度が高い高齢者は、それほどの負担軽減にならないこともある。つまり、施設利用者で要介護度が高いと、もともと限度額いっぱいまで使っているケースが多いので、施設に入れたからといって払い戻される分が多くなるわけではないのである。

35 年額も考えておくともっとお得に

介護だけでなく医療の自己負担額を合わせて年間ベースでかかったお金を計算し、それが一定の額を超えるとさらに負担が軽減され、超過分が返還される仕組みもある。

これは「高額医療・高額介護合算療養費制度」と言われ、1年間（毎年8月1日〜翌年7月31日）の、医療保険と介護保険における自己負担の合計額を軽減することを目的とした制度である。ただし、病院の差額ベッド代・食費・居住費など、介護保険・医療保険の適用外の費用は、合算の対象とはならない。

要介護状態となった場合、毎月の自己負担額を超えると一定の金額が戻ってくる仕組みは認識していても、さらに年間の合計が一定額を超えると、その超えた分が戻ってくるこの制度を知らない人も多い。詳細は、役所の介護保険課や医療関連部署に問い合わせると詳しく教えてくれる。もちろん併用できるので、経済的な負担に困っている人は聞いてみたほうがよいだろう。

なお、「公費負担医療」もある。これは社会福祉や公衆衛生の観点から、社会全体で負担すべきと考えられる医療費の自己負担額を国や自治体の公費で賄う制度だ。障害者自立支援法（現在は「障害者総合支援法」）、結核予防法、精神保健福祉法、生活保護法などの各法律に基づいて実施され、たとえば生活保護を受けている人の医療扶助もここに含まれる。対象となる人はごく限られるが、念のため挙げておきたい。

36 要介護度によっては「慰労金」もある

多くの自治体では、「家族介護慰労事業」といって、要介護4または5に相当する市町村民税非課税世帯の高齢者などを対象に、過去1年間介護保険のサービスを利用しなかった場合（ショートステイは除く）、その介護している家族に年額10万円までの慰労金を支給するサービスがある。

介護保険制度ができる以前は、けっこう多くの自治体で、このような「家族介護慰労事業」が実施されており、ドイツの介護保険制度では、類似したシステムが確立されている。

介護保険のサービスを使わずに家族が介護していれば、保険料を支払っているだけで何の恩恵も受けられない。そのため、せめて家族介護の慰労を、といった意味で「現金給付」が設けられている。また、過疎地などは、介護事業所や施設の数自体が少ないため、家族介護に依存している場合には、このような慰労金の仕組みがあれば、家族には励みになる。

第4章

慣れても大変！ 在宅介護のリスクあれこれ

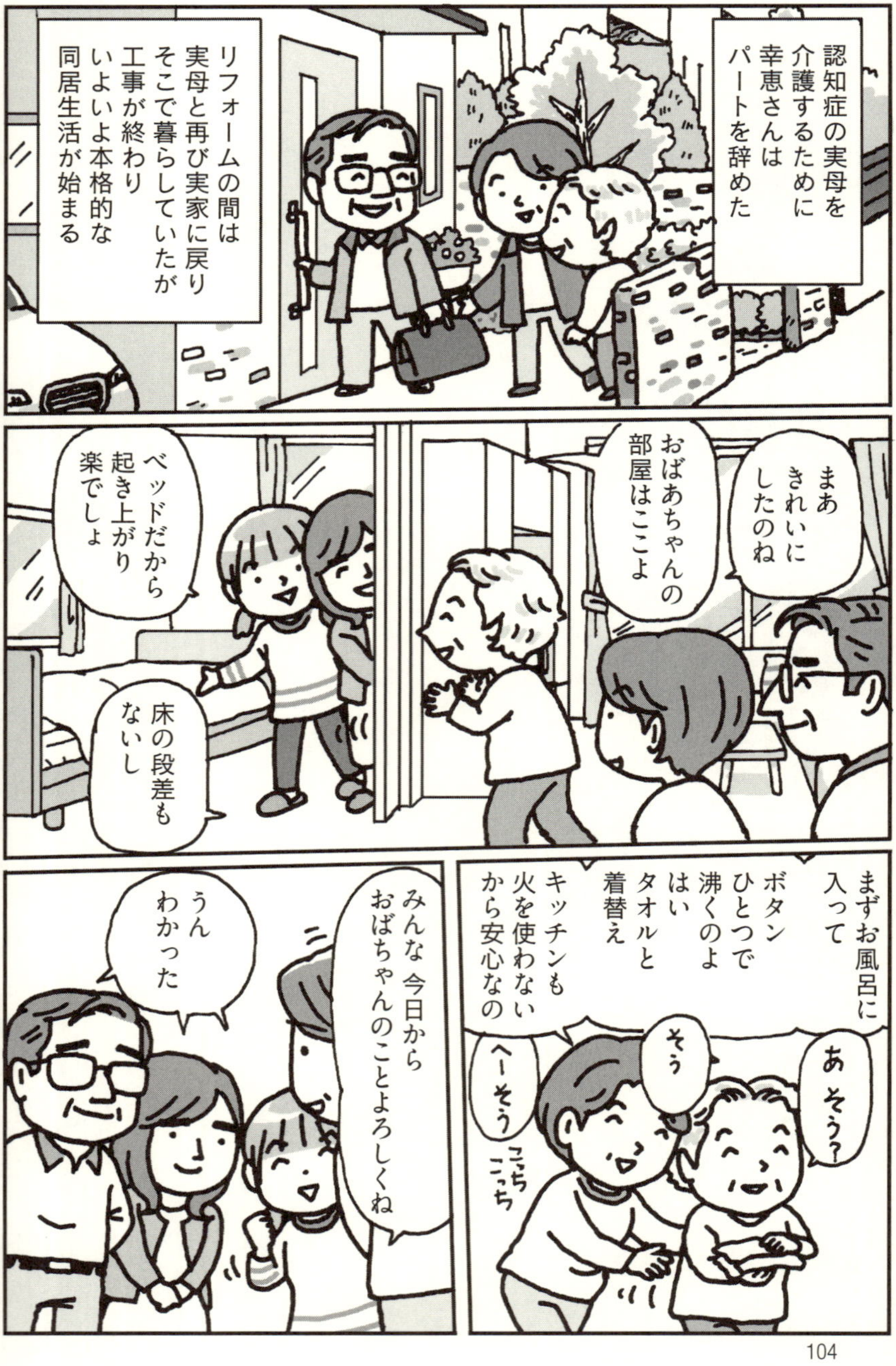

認知症の実母を介護するために幸恵さんはパートを辞めた
リフォームの間は実母と再び実家に戻りそこで暮らしていたが工事が終わりいよいよ本格的な同居生活が始まる
まあ きれいにしたのね
おばあちゃんの部屋はここよ
ベッドだから起き上がり楽でしょ
床の段差もないし
まずお風呂に入って ボタンひとつで沸くのよ はい タオルと着替え キッチンも火を使わないから安心なの
あ そう?
そう
へーそう
こっち こっち
みんな 今日からおばあちゃんのことよろしくね
うん わかった

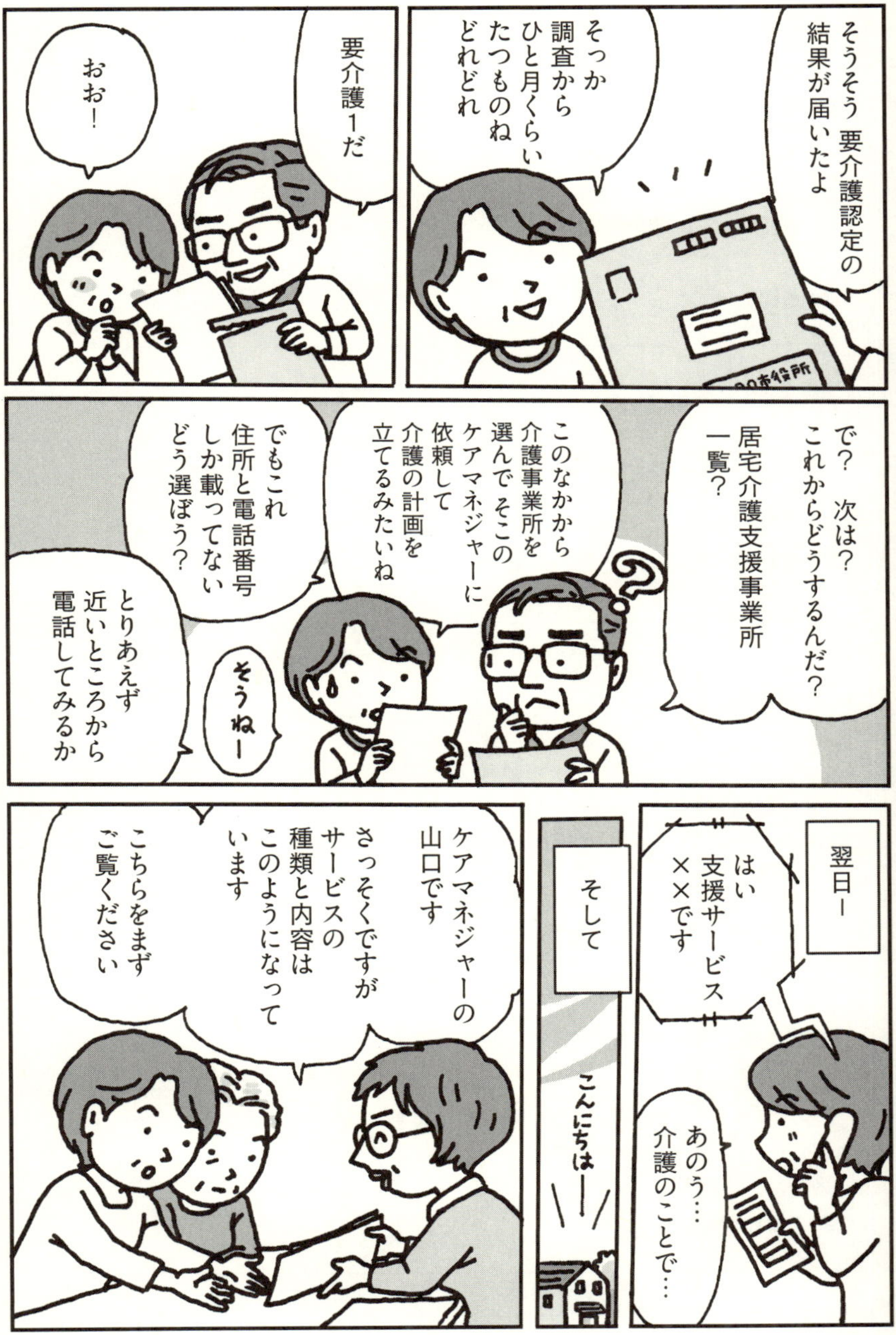
そうそう 要介護認定の結果が届いたよ
そっか 調査からひと月くらいたつものね どれどれ
要介護1だ
おお！
で？ 次は？ これからどうするんだ？
居宅介護支援事業所一覧？
このなかから介護事業所を選んでそこのケアマネジャーに依頼して介護の計画を立てるみたいね
でもこれ住所と電話番号しか載ってないどう選ぼう？
そうねー
とりあえず近いところから電話してみるか
翌日ー
はい 支援サービス××です
あのう… 介護のことで…
そして
こんにちはーー
ケアマネジャーの山口です
さっそくですがサービスの種類と内容はこのようになっています
こちらをまずご覧ください

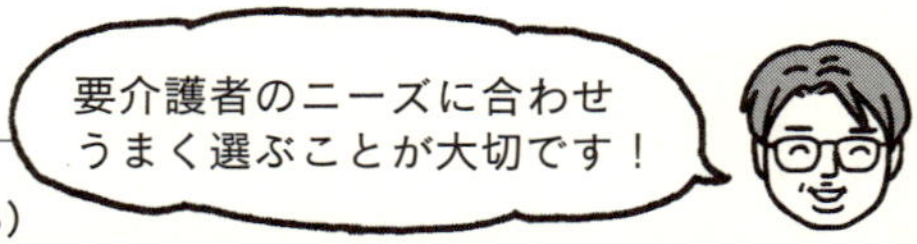
要介護者のニーズに合わせ
うまく選ぶことが大切です！

居宅サービス（家での生活を支える）

名称	サービスの内容
訪問介護（ホームヘルプ）	訪問介護員（ホームヘルパー）が利用者宅を訪問、利用者は身体介助や家事の援助などが受けられる
訪問看護	看護師などが利用者宅を訪問、利用者は医師の指示に基づく療養上の支援を受けられる
訪問入浴介護	看護職・介護職が自宅を訪問、利用者は簡易浴槽で入浴ができる
訪問リハビリテーション	理学療法士、作業療法士、言語聴覚士などが利用者宅を訪れ、自宅でリハビリを受けられる
通所介護（デイサービス）	事業所（利用定員19人以上のデイサービスセンターなど）で、食事や入浴とともにレクリエーションや健康チェックなどを受けられる
通所リハビリテーション（デイケア）	利用者がデイケアセンターに通い、理学療法士や言語聴覚士などによるリハビリを受けることができる
特定施設入居者生活介護	指定を受けた有料老人ホームや経費老人ホームなどに入居している人が、生活上の支援やリハビリを受けられる
短期入所生活介護（ショートステイ）	特養などの施設に短期間入所して、生活上の支援やリハビリを受けることができる
短期入所療養介護（ショートステイ）	医療機関や介護老人保健施設などの施設に短期間入所して、生活上の支援やリハビリを受けることができる
福祉用具貸与	都道府県の指定を受けた事業者から福祉用具のレンタルを受けられる
特定福祉用具販売	都道府県の指定を受けた事業者から、レンタル対象外の福祉用具を購入する際、費用の一部を援助してもらえる
居宅療養管理指導	通院が難しい人のもとに、医師、歯科医師、薬剤師などが訪問、利用者は療養上の管理・指導を受けられる

※このほかのサービスに、要介護者の自宅の改修費を援助する「住宅改修」のサービスもある（制度上は居宅サービスに含まれないので割愛し、本文で紹介した）

住み慣れた場所での生活を支える介護サービス

地域密着型サービス（地域での生活を支える）

名称	サービスの内容
夜間対応型訪問介護	利用者の自宅で、夜間を含む時間帯（18時～8時）にホームヘルパーの介助を受けられる。「定期巡回」と「随時対応」の2種のサービスがある
定期巡回・随時対応型訪問介護看護	利用者の心身の状況に応じて24時間365日、柔軟に対応してもらえる。看護師などとも連携した介護・看護の一体的サービスを受けられる
地域密着型通所介護	利用者が事業所（定員18人以下のデイサービスセンターなど）に通い、食事や入浴などの支援のほか、レクリエーションや健康チェックなどを受ける
認知症対応型通所介護	認知症の人を対象としたサービス。利用者は事業所（デイサービスセンターやグループホーム）に通って生活上の支援やリハビリなどを日帰りで受ける
療養通所介護	難病患者など重度の要介護者や、がん末期など常に看護師の管理が必要な利用者が対象。事業所に通ってリハビリなどの支援が受けられる
小規模多機能型居宅介護	通って受けるサービス、短期間の宿泊サービス、訪問介護サービスを、１つの事業所で一体的に提供してもらえる
複合型サービス（看護小規模多機能型居宅介護）	通い・短期間の宿泊・自宅への訪問に加えて、看護師などによる訪問・看護も組み合わせられるサービス
認知症対応型共同生活介護（グループホーム）	認知症の利用者を対象に、専門的なケアを提供するサービス。介護職員のサポートのもと、家庭的な雰囲気で共同生活を送ることができる
地域密着型特定施設入居者生活介護	指定を受けた入居定員29人以下の有料老人ホームや軽費老人ホームなどが、食事や入浴などの日常生活上の支援や、機能訓練などを提供する
地域密着型介護老人福祉施設入所者生活介護	定員29人以下の特別養護老人ホームで提供されるサービス。家庭的な雰囲気のなかで、日常生活上の支援や機能訓練などが受けられる

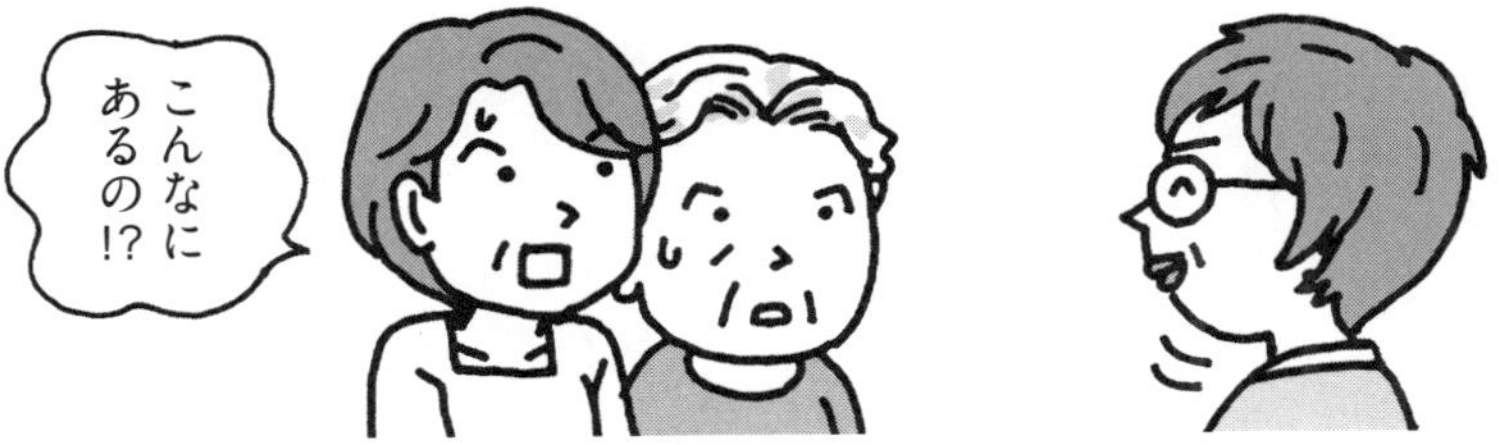

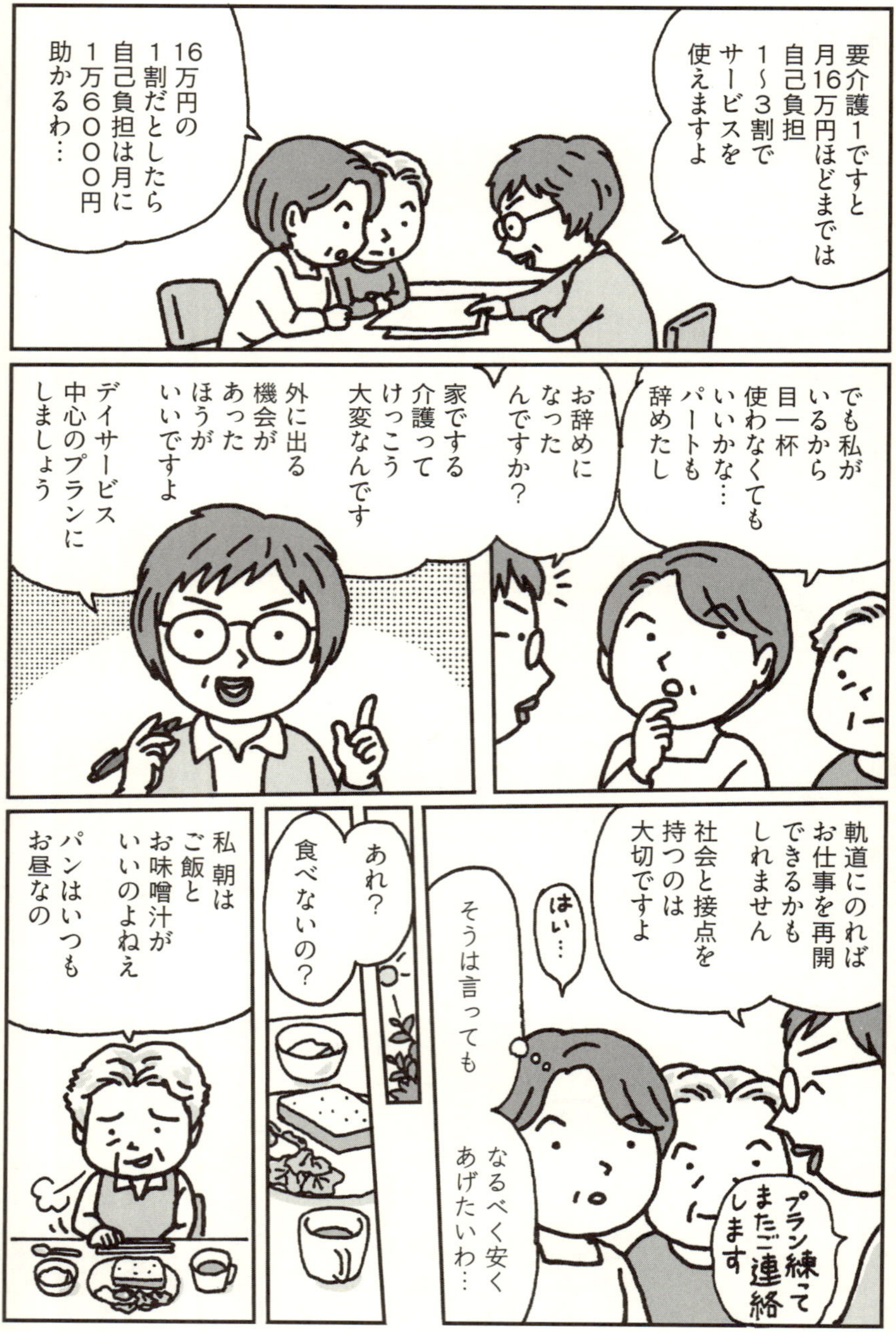
要介護1ですと月16万円ほどまでは自己負担1～3割でサービスを使えますよ
16万円の1割だとしたら自己負担は月に1万6000円助かるわ…
でも私がいるから目一杯使わなくてもいいかな…パートも辞めたし
お辞めになったんですか？
家でする介護ってけっこう大変なんです
外に出る機会があったほうがいいですよ
デイサービス中心のプランにしましょう
軌道にのればお仕事を再開できるかもしれません
社会と接点を持つのは大切ですよ
はい…
そうは言っても
なるべく安くあげたいわ…
プラン練ってまたご連絡します
あれ？
食べないの？
私朝はご飯とお味噌汁がいいのよねえ
パンはいつもお昼なの

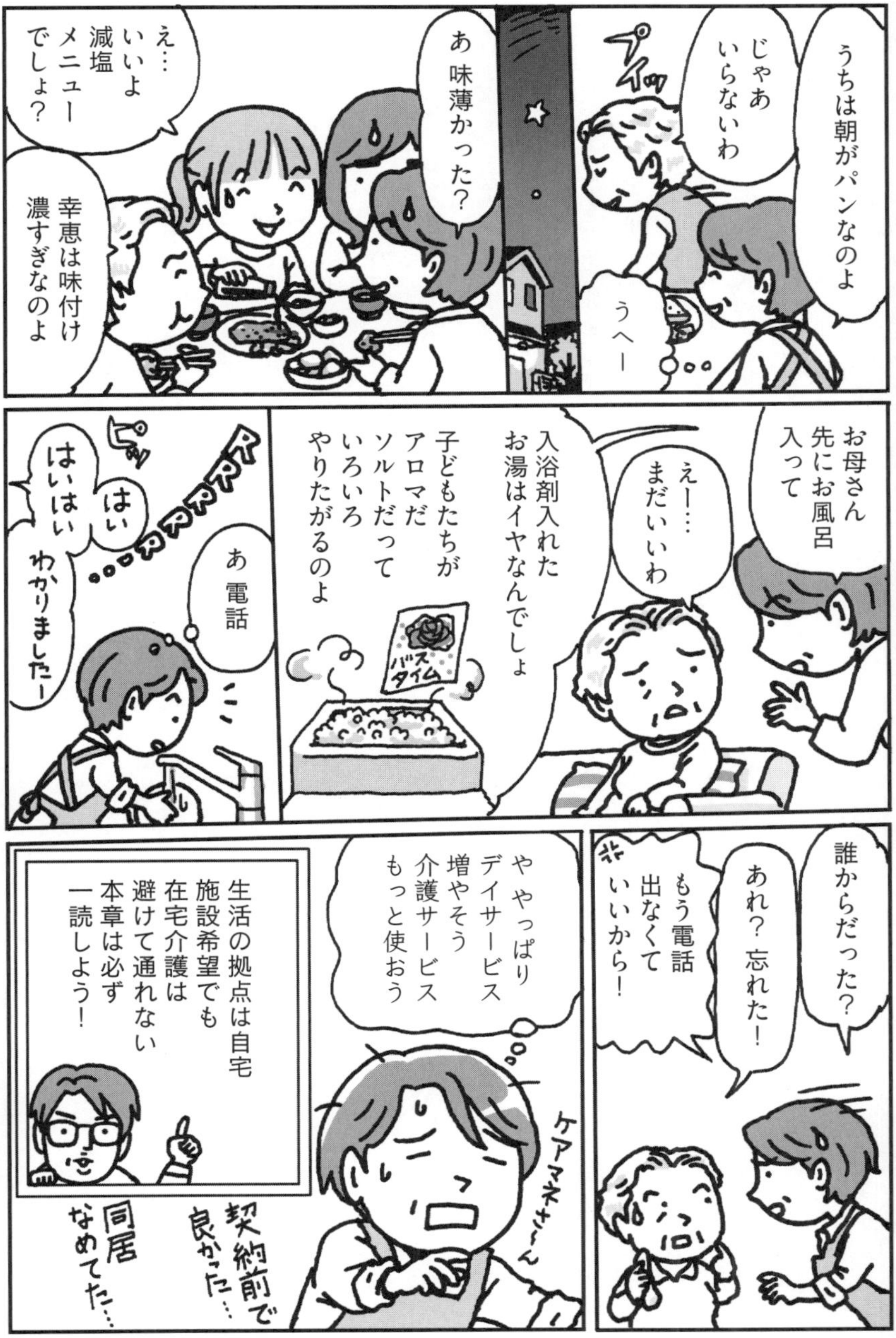
うちは朝がパンなのよ
じゃあ いらないわ
プイッ
うへー
あ 味薄かった？
え… いいよ 減塩メニューでしょ？
幸恵は味付け濃すぎなのよ
お母さん 先にお風呂入って
えー… まだいいわ
入浴剤入れたお湯はイヤなんでしょ
子どもたちがアロマだソルトだっていろいろやりたがるのよ
バスタイム
RRRRR…
あ 電話
ピッ
はい
はいはい わかりましたー
誰からだった？
あれ？ 忘れた！
もう電話 出なくて いいから！
ややっぱり デイサービス 増やそう 介護サービス もっと使おう
ケアマネさ〜ん
契約前で良かった…
同居なめてた…
生活の拠点は自宅 施設希望でも 在宅介護は 避けて通れない 本章は必ず 一読しよう！

37 女性の在宅介護はここがつらい

在宅介護では、おもに介護にあたる人（「主介護者」という）が嫁や実の娘になるケースがけっこうある。嫁が姑を介護する場合は他人同士だから、その苦労は想像に難くない。では、実の娘が母を介護する場合は円満にいくのかというと、そうでもない。

実の母娘だと、逆に「他人として割り切れない」が故に苦労するという人は少なくない。娘の側には、記憶の中の母親像と今の状態のギャップがのしかかる。同時に、日々世話をしているので、「これだけやってるんだから、少しは感謝してもらいたい」とも思ってしまう。こうしてさまざまな感情が渦巻き、気持ちの整理ができないこともあるそうだ。

しかも田中さんのケースのように、夫と暮らす家に実母を連れてきてしまうと、「家に引き取っただけでも申し訳ない」という思いが生じて、グチも遠慮してしまうという。その結果、一人でストレスを抱え込みがちになる。

これが義理の親なら昔の記憶はないし、夫にも介護の一部を手伝ってもらいやすいだろう。もちろん、嫁の介護のほうが楽だなどと言うつもりはまったくないが、実の親子だからこそ感じる負担があるということを、配偶者は理解する必要があろう。

38 男性は在宅介護でものすごく困る

男性が介護者の場合、精神的負担はもちろんだが、そもそも日々の実務でつまずきがちである。筆者は男性介護者から話を聞くこともあるが、男性介護者は仕事中心の生活だった人が多く、近所付き合いが不得手というケースがよくある。また、介護が始まって初めて家事を経験したという人も少なくない。「それまでは買い物をするとき、近所のスーパーでどこが安いかなど考えたこともなかった」という人もいる。なかには長年、掃除や洗濯などしたこともない人さえいる。

話をしてくれたある男性は、男性介護者にとっての意外なハードルとして、妻や母親の下着の購入を挙げてくれた。確かに筆者も、「女性下着売り場」で買い物をするとなると躊躇《ちゅうちょ》してしまう。サイズも問題だが、どんなデザインの物を買えばいいのかわからない。中高年男性にとっては、けっこうな精神的負担となろう。

また、筆者が知るある介護者の会（詳しくは50参照）の主宰者は、

「男性は手抜きをしないからつらい思いをする」

と言っていた。たとえば、要介護の人をデイサービスに送り出すとき、男性は高齢者の身支度を必要以上にきちんとしがちだという。結果、余計な疲労をため込んでしまう。女性なら負担が軽くなるようにうまく洋服選びをしそうな場面でも、男性はそうはいかないのだという。

こういう男性は、介護を会社の仕事のようにとらえているのだ。職場では成果を出さねばならない。成果を出すために求められる以上の努力をする。男性はそういう環境に慣れてしまっているので、疲労をためやすい。頑張りすぎる傾向は男性に強いとのことだった。

39 在宅介護のキーマンはケアマネジャーか

高齢者を家でケアするのが「在宅介護」である。このとき、介護現場で最も身近で頼りになるのがケアマネだ。「医療・福祉・介護の分野で5年以上」かつ「業務に従事した日数が900日以上」の経験がある人が、各都道府県が実施する実務研修受講試験に合格し、さらに実務研修を修了してようやく取得できる資格である。具体的には、医師や看護師、あるいは介護福祉士などが、本業の資格とともにケアマネ資格を取得していることが多い。

本書のプロローグでも少し書いたが、ケアマネとは、要するに介護のコーディネート役である。ある高齢者にどんな医療的・介護的なサービスが必要かを見極め（アセスメント）、介護の計画をつくり（ケアプランの作成）、実施状況のチェック（モニタリング）を行うのが業務となる。その業務から、在宅介護のキーマンはケアマネだと思っている人は少なくない。

しかし、本当にそうだろうか。医療機関での入院期間が短縮化されるなか、家で療養生活を送る要介護高齢者が増えている。ところが治療が終了し退院しても、しばらくはそれなりに医療的処置が必要な状態が続くこともある。

すると医療サービスや看護サービスを盛り込んだケアプランが必要となるが、こうした医療的ケアをともなう要介護高齢者が増えるにつれ、在宅においてはケアマネよりむしろ、訪問看護師が援助者の中心になっていく。もちろん、医師も重要な役割を果たすのだが、看護師と連携して仕事をこなすことが多くなる。

なお、ケアマネは福祉系有資格者が多く、看護師有資格者は少ない。退院の際には、入院先の看護師などと面談し、入院中の利用者についての情報提供を受け、ケアプラン作成や利用サービスの調整を行うことが求められる。そうなると在宅介護の現場で働いている訪問看護師が、ケアマネの助言者の役割を果たすことになる。もし、医療的ケアをともないながら在宅で介護生活を送ることになったら、良心的な訪問看護師も一緒に探しておくべきであろう。

40 バリアフリーがいい……とは限らない

たとえば退院間近の高齢者がいるとして、その人を自宅に迎えるにあたり、あなたはまず何をするだろうか。多くの人が思いつくのが「壁などに手すりをつける」「玄関にスロープを設置する」「敷居の段差をなくす」といったことだろう。

このように障害を取り除いて、動作の容易な環境をつくることを「バリアフリー化」と呼ぶ。聞き覚えのある言葉ではないだろうか。バリアフリーにすることで転倒が予防できたり、立ち上がったり歩いたりといった日常生活動作が可能となるメリットは、確かにある。しかも、自宅をバリアフリー化する際の費用の一部は、介護保険で助成してもらうことができる（最大20万円で、うち1割負担の場合は2万円が自己負担）。

しかし、闇雲に手すりをつけたり平らにすればいいというものではない。高齢者の心身の状態や住環境を考慮する必要がある。たとえばちょっとした段差を越える動作は、一見リスクでしかないようでいて、筋力が落ちた高齢者にとっては「慣れた動き」だったり、「毎日のいい運動」になっていたりするのだ。気をつけないと、

・バリアフリーにする→高齢者が慣れない動作をする→転倒

・バリアフリーにする→「運動」の機会がなくなる→足腰が弱る

という具合に、かえって介護の重度化を招きかねないのである。バリアフリー化にあたっては、介護保険のサービスを活用しても自己負担分が発生してしまうのが普通だ。お金を使ったうえ、高齢者の状態が悪くなっては元も子もないだろう。

大げさに考えなくても、家具や椅子などの位置を変えるだけで「つたい歩き」が可能な住環境であれば、それでいい場合もある。高齢者本人の能力を低下させないためにも、ケアマネなどとよく相談したほうがいい。

41 「田舎でのんびり」はこんなに危険

高齢者のなかには、悠々自適の暮らしを求めて移住を考える人もいるが、実は国もそれを後押ししている。現在は活動を休止しているが、「日本創成会議」（座長・増田寛也元総

務相）が、「東京圏高齢化危機回避戦略」を公表したことは記憶に新しい（2015年6月4日）。今後、東京圏（一都三県つまり東京、埼玉、千葉、神奈川）において高齢者数が急増し、介護施設などの供給不足が深刻化することから、介護難民急増が危惧された。

定年を迎える頃になると、「子供も社会人になって手がかからなくなった。リタイヤ後は、地方の住居でも購入して、妻と2人で優雅に暮らそうか」と考える人がいても、不思議ではない。しかし、地方へ移住し優雅に老後を暮らせるのは、夫婦2人がそろって元気だからであって、病気や介護が必要になると暮らしに苦労する可能性があるのは認識しておかなければならない。

なぜなら、地方は都市部であっても「車社会」だからである。60代前半から70代前半では、自家用車1台あれば何不自由なく暮らしていけるだろう。しかし、70代も後半になると、車の運転が危うくなる。認知症になる可能性も否定できない。

ところが地方では、バスなどの交通機関は不便であることが多い。そうなると、車が使えないことで「買い物」「公共機関での手続き（たとえば年金など）」「通院」などが一気に難しくなってくる。しかも、問題は日常生活だけにとどまらない。

先日、筆者は地方にある介護事業所を訪ねた。一帯は全国でも有名な別荘地。都心から引っ越してくる人もおり、移住して数年後、要介護状態となってこの介護事業所を利用する人がいるようだ。そういう人は当然、老老介護であり、ヘルパー派遣を依頼するとともに、デイサービスやショートステイなどの介護サービスを利用するが、困難が多いという。

たとえば、同一面積で比べると、都心より地方のほうが介護事業所の数は少ない。そのため、デイサービスなどにアクセスできない人が出てくることになる。また、訪問看護サービスが少なく、医療的ケアを必要とする要介護者のニーズにどう対応するかという問題が深刻化しているのだという。

会社人間で暮らしてきたサラリーマンの夫婦が、憧れの地方暮らしを選択するのも、人生の選択としてはありだろう。だがその際は必ず、老老介護のことは想定したほうがいい——私が話を聞いた人はそのように言っていた。

すなわち、どこに住んでいても、夫婦のいずれか、あるいは両方が、遅かれ早かれ体調を崩すのは間違いない。このとき、住んでいる地域に介護サービスが少ないと、移住した結果かえって介護難民になりかねない、ということだろう。

そして、配偶者のどちらかが亡くなると、地方で独居高齢者となり、近所付き合いなど地域との関係づくりが重要になってくる。人間、一人では暮らしていけない。住み慣れた都心から地方へ移り住み、10年後、妻が他界。その後、夫が一人暮らしで、地域との交流がなければ、最悪「孤独死」状態で発見……ということも考えられる。そういうケースも、既に報告されているそうだ。

42「呼び寄せ」のリスク

高齢者本人が移住を希望しようがしまいが、地方で介護が必要な状態になると、高齢者にどこに住んでもらって支援を提供するかが問題となる。選択肢はいくつかあるが、その一つが、漫画に登場する田中夫妻がしたように「親を自分たちの家に呼ぶ」ことだ。

親思いで素晴らしい行為だとは思う。だが「呼び寄せ」の場合、高齢者は呼ばれた先に知人がいないことが多い。

「新しく友だちが見つかるだろう」などと考えてはいけない。そもそも、見知らぬ土地（とくに都市部）で深い人間関係を築くのは、誰にとっても容易ではない。

これとは対照的に、長年暮らしていた地域の人々となら安心して交流できる。ときには近所の人が気にかけてくれたり、助けてくれたりする。が、人間関係が浅い土地では、そんなささやかな支援すら難しくなるのだ。ましてや要介護もしくはその手前にある高齢者のことである。食べ物や気候、風土に慣れるだけで精一杯となってもおかしくない。

加えて、高齢者以外の家族が昼間、仕事や学校に行って出払ってしまうと、本人は家で一人、ということになる。これではいよいよ孤独が深まるばかりで、精神的にガクンと落ち込んでしまったとしても無理はない。親を呼び寄せるのは、たとえ本人が熱烈に希望していたとしても慎重に考えるのが得策だ。

43 「住み替え」はこんなに難しい

新天地を目指したり、家族に呼び寄せてもらわなくても、高齢者が引っ越さざるを得ない状況が生じることはある。たとえば、アパートに住んでいる人は「建て替え→引っ越し」ということが起こるかもしれない。持ち家に住んでいる人でも、遠くの専門病院に頻繁に通うことになれば、家を移らざるを得ないかもしれない。

ところが、一部の大家の中には、高齢者に物件を貸したがらない人もいる。

「収入は低いだろうし、家賃が不払いになるのでは？」

「認知症になったら火事を起こすかも」

「孤独死するんじゃないか？」

といったことを気にかけているのである。実際、昨今では貸し主を対象とした〝孤独死保険（孤独死が起きた場合に清掃・原状回復の費用を補償する保険）〟という損害保険の商品があるが、先日、保険会社の担当者に聞いたところ、5年ほど前からこうした商品を求める大家さんが増えているということであった。

こんなわけで、とくに身寄りのないお年寄りは、家をめぐる困難に直面しやすい。

かつて筆者は、ある理由で引っ越しを余儀なくされ、家探しに苦慮した高齢者の相談にのったことがある。天涯孤独で保証人もいないため、なかなかアパートを借りることができずにいた。幸いにも自治体が行っている高齢者入居支援事業を活用し、部屋を借りられたという。

保証人がいない場合でも、民間の保証会社やNPO法人と連携してアパートを借りるシステムがある（手数料及び審査が必要）。それによって契約した保証会社が高齢者と連絡を取りながら、いろいろと世話（定期訪問など）をしてくれたというケースも経験した。このような身寄りのない高齢者のためのシステムを設ける自治体は増えてきてはいるが、依然として新しい住まいは探しにくいといえる。

44 遠距離介護は楽じゃない

呼び寄せも住み替えも難しいとなると、在宅介護を継続しようとすれば、必然的に家族が親のもとに通うこととなる。親が遠方に住んでいる場合は「遠距離介護」と呼ばれるが、簡単にできることではない。

先日、一人で暮らす、73歳の男性要介護者の自宅を訪問した。要介護1の認定を受け、軽い認知症があるとの診断を受けていた。電話応対や簡単な買い物の釣り銭確認などは自力で支障なくこなすことができ、歩くこともできる方だ。しかし、身体機能が低下しており、転倒の危険性はある。

この方は40年間一軒家（持ち家）で暮らしており、5年前に妻が亡くなり、以後、一人で暮らしている。離れて暮らす50代の一人息子が毎週末、実家に戻る形で父親の生活を支えているが、それ以外の平日は毎日ヘルパーが身の回りのケアをしていた。そして、それとは別に週1回、バイタルチェック（血圧、脈拍などの健康管理）やリハビリテーションを目的とした体操指導を受けている。

ヘルパーの援助はおもに「食事づくり」「掃除」「衣類の整頓」である。その要介護高齢者はサラリーマン生活が長く、子育てや家事の大部分は、専業主婦であった亡き妻に任せてきた。戦後の高度経済成長期を支えた一人で、典型的な昭和世代の男性である。

介護に通う息子は当初、月に1回程度のペースで実家に戻り、様子を窺《うかが》う程度でよかった。ところが父親に物忘れが目立ちはじめ、しだいに週1回、実家に帰らざるを得なくなっていった。そして、もはや限界と感じた息子が介護サービスを利用するよう父親を説得する形で、訪問介護を利用するようになったというわけだ。

担当しているケアマネジャーは、ヘルパーがケアに入る前の状況を、こう話してくれた。

「訪問介護を利用する前に、自宅に伺い要介護認定申請の説明をしたとき、部屋の中がちらかっていて大変だったんですよ！　毎週、息子さんが掃除や身の回りのことはしてくれますが、それでも週1回しかケアができないので、心配していました」

一人暮らしの場合、人間関係が希薄だと閉じこもりの生活になりがちだ。この高齢者は週1回、近所の高齢者サークルに通い、比較的人間関係に問題はなかったが、そうは言っても家族が同居している世帯に比べると会話の数は少なくなる。

ヘルパーと買い物の依頼、掃除の確認、身の回りの支援などに関する会話をすることで、生活にもメリハリが出てくるが、常時いるわけではない。そのため、家族が定期的に訪ねることで、認知症の症状を緩和することにもつながる。そこに、息子が週1回通ってくる意義があるわけだ。

45 遠距離介護は年末年始に要注意

遠距離介護で要注意なのは、介護者の心身の負担、あるいは移動にかかる経済的負担だけではない。毎年、年末年始になると一人暮らしの要介護高齢者や老老介護といった、家族の介護力が低下した世帯に問題が生じる。なぜならヘルパーの人員確保が難しくなるからだ。

訪問介護のヘルパーは、パートなどの非正規職員が大半を占める。非正規職員には、年末年始に休暇をとりたがる人が多い。もちろん事業所のほうはそれがわかっているので、数少ない正規職員が勤務時間を調整したりシフトを工夫したりして、どうにか帳尻を合わせようとするのだが、調整に苦慮しているのが現状だ。

1週間以上ヘルパーが来ないと、介護を必要とする独居高齢者の食事や服薬管理に問題が生じる。掃除や洗濯などは滞ってもしのげるかもしれないが、カップラーメンや冷凍食品の食事では、1日、2日ならまだしも、1週間となると栄養バランスが崩れるもととなる。栄養不足は、高齢者にとっては死活問題である。

そういうとき頼りになるのが、ショートステイ（短期入所サービス、46参照）など、一時的に施設に入れるサービスなのだが、さまざまな理由でそれすら利用できない要介護高齢者は、優先してヘルパーが派遣されるように調整される。

とはいえ、平日のように頻繁にヘルパーを派遣してもらえるわけではない。年末年始といえば世間の人には楽しい時期かもしれないが、独居の要介護高齢者のなかには、ヘルパーが派遣される回数が減り、一人寂しく自宅で過ごす人もあり、必ずしも「楽しい」とはいえないのである。

46 ショートステイで高齢者の介護が重度化する

在宅介護が家族・親族にとって負担となることは避けられない。年末年始だけでなく、一時的ながら急に在宅介護が難しくなるときは、短期で施設に高齢者を預けるしかない。家族の入院や冠婚葬祭など、「短期入所」が必要になることは、いくらでもある。

また、老老介護の場合は特にそうだが、同居している家族の介護疲れが懸念される場合は、1～2ヵ月ごとに1週間程度、ショートステイを利用することで共倒れを防ぐ必要がある。これを「レスパイト」という。

一見、頼りになりそうなショートステイではあるが、しっかりとした介護施設を選ばないと危ないのも事実である。たとえば1週間、介護施設に入所すると、要介護高齢者の心身の機能が低下してしまう可能性が否定できないのだ。

つまり、家では家族やヘルパーの熱心なケアによって機能が維持されてきたのに、介護施設を短期間利用することで低下を招いてしまいかねないのである。

たとえば、要介護4の重度ながら、自宅ではベッド脇に置いてある「ポータブルトイレ」を使って自分で排泄していた高齢者が、短期間施設に入所することで「オムツ」になってしまったという話も、まれにではあるが耳にする。

高齢者に対して排泄を促すのは、介護職にとって手間も時間もかかるが、単純に「オムツ」でのケアにしてしまうと、こういうことが起こりうる。そんな施設は質が低いとみるべきだろう。良質な施設のスタッフは、要介護5といった重度の高齢者であっても、できる限り自分で排泄できるような介護に取り組んでいるものだ。

なお、介護施設側が事前に家を訪問するなど、在宅生活についてきめ細かく聞き取りをして、1週間の短期入所の方針などを考える施設は良心的といえよう。忙しいからといって、介護施設の職員が訪問するのを面倒がるようでは、高齢者も家族も安心できまい。

47 申し込んでもすぐには利用できないショートステイ

介護保険のサービスのなかでも、ショートステイは都市部を中心に利用することが難しい状態になっている。都市部は高齢者も多く、ニーズが増加しているため、緊急に対応できる施設が限られるのだ。

とりわけ全国的に年末年始の申込件数は増える傾向にあり、筆者も、ケアマネ時代に一人暮らし高齢者を担当していた際は、施設に「ショートステイを利用させて欲しい」と懇願したことを思い出す。

筆者は都市部でケアマネの仕事に就いていたため、毎月、担当者の家族から数週間先のショートステイの申し込みを依頼されていた。担当していたあるケースでは、80歳の妻が85歳の夫を介護していたため、必ず2ヵ月に一度、1週間程度ショートステイに預け、家族の介護負担を軽減する必要があった。意外に少ないと思われるかもしれないが、毎月申し込んでも必ず利用できるとは限らなかったため、結果的に2ヵ月に一度の利用だったのだ。本来なら、毎月1週間利用できれば、かなり介護負担は軽減されたのだが。

先日、かつて筆者の同僚であったケアマネに現在の状況を聞いたのだが、今でも都市部のショートステイは利用しにくく、家族が急に体調を崩し深刻な事態に陥ると苦慮するという。

一方、都市部から2時間程度離れた地方の特養や介護老人保健施設では、前日に申し込んでもショートステイが利用できる場合もある。もちろん、そのときの空き状況によるのだが、都市部と比べればはるかに利用しやすいといえよう。

国は２０１５年度に行われた介護報酬改定において、このような都市部を中心とした「ショートステイ問題」に対して、緊急の場合、特養などベッドが満床であっても、静養室などを活用することでショートステイとして受け入れてもよいとの方針に改めた。

また、小規模多機能型居宅介護もしくは有料老人ホームなどにおいても、空きベッドがあれば活用しても差し支えないとした。その意味では、本来の機能ではない既存の資源をショートステイに代替する苦肉の策が窺える。

48 地元住民しか利用できないサービスもある

介護保険のサービスの中には「地域密着型サービス」という種類のものがある。原則的に当該介護事業所のある市町村住民しか利用できないサービスである。このことを押さえておかないと、せっかく苦労してよさそうな事業所を探しあててもぬか喜び、ということになりかねない。

代表的な地域密着型サービスとしては、「認知症対応型通所介護」「小規模多機能型居宅介護」「定期巡回・随時対応型訪問介護看護」「認知症対応型共同生活介護（グループホーム）」などが挙げられる。

「認知症対応型通所介護」は、「認知症デイサービス」とも呼ばれる。その名のとおり認知症の要介護高齢者に特化したデイサービスで、プログラムメニューも認知症専門の工夫がなされている。また「定期巡回・随時対応型訪問介護看護」は、24時間365日、訪問介護と看護サービスが受けられるものである。

これらに対し、認知症高齢者が住み慣れた地域で暮らしていけるようにと、2006年4月から始まったのが「小規模多機能型居宅介護」というサービスである。サービス内容として、「通い（施設に来て食事などをして一日過ごす）」「訪問介護（家へのヘルパー派遣のようなもの）」「泊まり（ショートステイのように施設で泊まれる機能）」といった3つのサービスを、1つの事業所でまとめて提供する点に、このサービスの特徴がある。

要介護者は1つの事業所に登録して、そこのケアマネジャーと相談しながら、3種のサービスを利用する。だから事業所に登録していないと、このサービスを利用することはできない。なお、料金設定は、要介護度別に差があるものの、基本的には月ごとの定額制となっており、基本料金は1割負担の場合、毎月1万～2万円程度の自己負担がかかる。

これら「通い」「訪問介護」「泊まり」といったサービスは、利用者の日々の状況に応じて臨機応変に対応していくことになっている。たとえばある日、予定されていた「通い」のサービスを利用するために、施設職員が高齢者を自宅に迎えに行ったとする。ところが突然、高齢者の気分が変わり、施設へ行くことをイヤがったとしよう。すると、その職員がしばらくヘルパーとして、この高齢者の身の回りの世話をすることができる。

こうしたメリットはあるものの、金銭面でのデメリットは否定できない。そもそも、基本料金が定額制であるから、サービスを使っても使わなくても費用はかかる。また、基本料金のほかに食費がかかり、1食あたり300～600円と事業所によって異なる。朝早くから一日利用すれば3食分の費用がかかるわけで、1000~1200円ぐらいは見積もっておくべきだろう。さらに、宿泊するのであれば1泊3000円程度の別料金がかかる。

また、ある「小規模多機能型居宅介護」の事業所に登録すると、ほかの事業所の介護保険サービス（訪問介護やデイサービス）を利用できなくなってしまうことも考えておかねばならない（ただし、訪問看護など一部のサービスは利用できることになっている）。

「グループホーム」は、認知症の方を専門に受け入れる機能を有した施設サービスだ。特養などの施設と違ってアットホームな少人数形式でケアがなされる。ただし、職員が一方的にお世話をするのではなく、制度上は高齢者同士の共同生活を職員が助けることになっている。食事の用意や入浴など、高齢者はできることは自分でやらなければならない。

全室個室で、費用は地域にもよるが、食費や光熱費など総額13万~18万円が相場となっている。重度の方でも入れるが、多くは要介護2~3くらいの高齢者が利用している。9人から18人の共同生活スタイルで、自宅近くで24時間介護が受けられるように配慮されている。

49 お金のかかる「成年後見制度」

認知症を患うと、その高齢者にとって最も困ることは、財産管理や生活していく上での契約事項であろう。独居ともなれば、自分以外に金銭管理をする者はいない。昨今は高齢者をターゲットにする悪質な業者もおり、訪問販売などによって被害に遭う高齢者が後をたたない。

そこで、「認知症」になった場合に自分の財産管理や契約などをサポートする後見人を依頼できる「成年後見制度」というシステムがある。大きく「任意後見制度」と「法定後見制度」の2つにわけられる。

「任意後見制度」では、まだ判断力がしっかりしているうちに後見人を手配する。認知症などになった場合に備え、あらかじめ自分で選んだ人（代理人）に財産管理などを依頼するシステムであり、公証役場などで手続きを行う。

「法定後見制度」は、判断力が衰えてしまってから手続きが開始されるもので、親族などの申し立てによって、家庭裁判所が後見人（親族、法律家、福祉の専門家などが担う）を決め、その人に財産管理を任せることになる。

しかし、これらの手続きには、医師による鑑定や事務手続きなどがともなう。つまり、時間と経費（10万円弱の費用）が必要となるわけだ。かつ親族以外が選任されると、毎月その後見人に報酬を支払わなければならない。この報酬の額は、本人の所得・資産状況によって家庭裁判所が決めることになっている。

あくまで一例にすぎないが、たとえば東京家庭裁判所立川支部では、成年後見人の基本報酬（月額）の目安を2万円とし、

・管理財産額が1000万超5000万円以下の場合…3万〜4万円
・5000万円を超える場合…5万〜6万円

としている。この額を高いと見るか安いと見るかは人それぞれだが、いずれにしても定期的な出費になることだけは間違いない。

これは知っておこう！　対策と豆知識

50 頼りになる「介護者の会」

家族が親の介護を続けるために、家族介護者間のつながりは欠かせない。その「つなが

り」の場となっているのが、いわゆる「介護者の会」だ。こうした会には必ず一度くらいは顔を出すことをお勧めする。

先日、筆者はある「介護者の会」を訪ねた。家族介護者らが昼間、デイサービスに自分の親や配偶者を預けている間、集まって食事をしながら語り合っていた。筆者も昼食をいただいたのだが、食事をしながら同じ介護の悩みを話し合うことで家族介護者の間に仲間意識が生まれ、それによってお互いが励まされていると感じた。

家族介護者は日々、親や配偶者の介護に従事して孤立してしまい、「いつまで介護が続くのか？」「どうして自分だけが孤独に介護をしているのか？」というように、気持ちが塞ぎがちになる。肉体的な疲労もつらいが、精神的に孤立していくのもまた危険だ。だが、介護者同士の交流の場に積極的に参加すれば、精神的な疲れも癒やされる。

こうした効果は、介護専門職の対応の中では望みにくい。介護職がいくら家族介護者の話を聞いても、その気持ちに共感するには限界がある。

なお、このような会に参加する家族介護者は女性が多い。妻が夫の面倒を見るケースが多く、女性のほうが介護者になりやすいからだ。しかし、最近は男性の参加者も年々増えてきているという。地域での生活が乏しかった男性は孤立しやすい。そのため、最近は

「男性介護者の会」といった集いも設けられているそうだ。

また、31でお金がかかると書いた福祉用具についても、家族介護者同士で不要となったものを譲り合っていたりする。「気にしなければ」という条件付きにはなるが、たとえば簡易トイレなどの排泄関連具も、きちんと消毒すれば充分に利用できる。もちろん、車イス、介護用ベッドなどの福祉用具も、購入した家族が不要になったものを他の人に再利用してもらうことが多々ある。仲間同士で再利用し合うのは選択肢として有効であろう。

ちなみに、ヘルパーやケアマネジャーといった介護専門職も、この場を訪れるという。日々の業務に疲れ、仕事で悩んでいる時に、ここに来ると励まされるというのである。しかも「介護の専門職が仕事抜きで家族と話せること」それ自体が、自らの専門技術の向上にもつながっているそうだ。

51 在宅介護を支えてくれる豆知識

デイサービスで家での介助を一部依頼できる

介護者の会のほか、意外と頼りになるサービスが身近にあったりする。自治体ごと・介護事業所ごとに違いはあるが、次のようなものがないか探してみる価値はあるだろう。

かつてはデイサービスに出かけるにも、別途30分程度ヘルパーを頼まなければならなかったが、2015年度の介護報酬改定によって、デイサービスの送迎スタッフも一部、家での介助を担えるようになった。一人暮らし高齢者、老老介護世帯などにとっては、非常にありがたいサービスといえよう。

デイサービスの利用においては、一人暮らし高齢者などは自宅から送迎バスに乗車するまでに苦労することがある。たとえば、ベッドから車イスへの移乗、出かける際の着替え、デイサービスへ行くときのちょっとした荷物の用意など、外に出かけるとなれば、多少の準備が必要である。心身の機能が低下した高齢者にとっては、単純なことでもかなりの負担だ。

その場合には、デイサービスの送迎スタッフが、自宅を訪ねて一連の介助を行ってくれることもあるので、ケアマネなどに相談して依頼してみるといい。もちろん、デイサービスから自宅に戻った際の車イスからベッドへの移乗、簡単な水分補給などの介助を依頼することもできる。

しかし、一部の介護事業所では、依頼しても消極的な態度をとられるケースがある。送迎スタッフの手間がかかるためだが、その場合はケアマネにしっかりと説明してもらい、必要性を訴えれば受けてもらえるはずだ。法令上は、利用者の依頼があれば断れないことになっている。

ゴミ収集で玄関まで来て見守り

かつて私が、87歳で自炊をしている独居高齢者（女性）の相談にのった際、「生活で一番困っていることは何ですか？」と尋ねたところ、「ゴミの分別」との答えだった。

その人は几帳面な性格で、掃除・洗濯・買い物・食事などはできる限り自分で行うように心掛け、「認知症予防」「身体機能強化」のプログラムにも励んでいた。些細なことでもメモを取り、カレンダーなどに印をつけ、

「歳をとると、ついつい忘れてしまう。ゴミ出しなんかは曜日が複雑で、間違えると近所の人に迷惑がかかるから」

と、かなり気にしていたことを思い出す。

このように、マンションであれ一軒家であれ、高齢になると日々のゴミ出しが負担になる。そこで私が勧めたのが、「独居高齢者ゴミ収集サービス」の利用だ。私が勤めていた自治体では、独居でかつ身体機能が低下している高齢者を対象に、自治体の清掃職員が玄関までゴミを取りに来てくれるサービスがあった。たとえマンションなどの集合住宅であ

っても、一戸ずつ玄関先まで職員がゴミ収集に来てくれるサービスである。

このサービスを導入した背景には、独居高齢者の見守り体制を構築するねらいがあった。高齢者の中には近所付き合いを嫌い、閉じこもりがちの人も多く「孤独死」の原因にもなっている。特に、団地に引っ越して間もない独居高齢者は、近所に誰も知り合いがいない。定期的に清掃職員が玄関先まで行ってゴミを収集してくれれば、自然と人間関係が築ける。また、ゴミ分別においても直接、清掃職員が高齢者に説明・確認してくれるので、本人も安心というわけだ。

無料配達を見守りに活用

地域によっては、自治体が予算を組んで独居の高齢者に飲み物（ヤクルトなど）を自宅まで届け、手渡しするサービスを行っているところもある。そのようにして安否確認のシステムのかわりとしているわけだ。

このサービスは、ちょっとした行き違いで騒ぎが起きかねない点に難がある。たとえば利用者が受け取り時間を忘れて出かけてしまい、業者が手渡しできず〝行方不明〟などと誤解されてしまうこともある。

しかし、まだ数は少ないが、こんなケースもあったと聞く。業者が玄関先まで届けに行ったものの、応対してもらえない。カギが開いていたので不審に思い、念のためにと中をのぞくと、居間に利用者が倒れていた。明らかに具合が悪そうだったので、業者があわてて救急搬送を依頼し、命を取り留めた——という事例である。

ここまで見守りサービスが手厚い自治体はまだ限られているが、万が一のときのことを考えると、心強いのは確かだ。

似たようなものに「配食サービス」があり、こちらは自治体だけでなく民間業者も有料でサービス提供している。たとえば1食600円前後で高齢者の家に弁当を配達してくれて、安否確認もしてくれる仕組みだ。このような配達業を活用したサービスは、一人暮らし高齢者を支える公共サービスとして有益といえる。

24で介護サービスは地域差が大きいと書いたが、それは逆に、要介護者の住んでいる地域の自治体が、思わぬサービスを提供している可能性だってあるということだ。役所や地域包括支援センター、あるいは介護者の会などでまめに情報収集することをお勧めしたい。

52 「高齢ヘルパー」を探そう

ヘルパーと言えば肉体労働だから、そこそこ若い人がいいと思っていたら、それは誤解である。実際、65歳を超える「高齢ヘルパー」が話題になっているのだ。

先日、筆者はある訪問介護事業所を訪ねた。この事業所では70代のヘルパーが3人、60代のヘルパーが5人、非正規職員として働いていた。資格を取得したのが60歳を過ぎてからという人もいた。

取材した訪問介護事業所の経営者は高齢ヘルパーの条件として、

①人と接することが好きな性格である
②生計を中心に考えていない（週2～3日程度の勤務を考えている）
③親を介護した経験があり、料理・掃除などを苦にしていない
④家事支援を中心とした仕事を考えている
⑤健康である

の5つを挙げてくれた。

この事業所に勤めている、ある女性ヘルパーは、63歳でヘルパーの仕事を始めて10年以上続けているという。87歳の独居高齢者の家を週1回訪問して、掃除、買い物、オムツ交換の介助などのケアを1時間行っている。彼女は親の介護経験が長かったこともあり、看

取った後にヘルパーの仕事に就いたというのだ。担当ケースが1人なので収入は月1万円にすぎないが、

「70歳過ぎても収入が得られるだけで幸せ。仕事を続けることで生活にハリも出て嬉しい」

ということだった。

高齢ヘルパーは、20〜40代のヘルパーと比べて、体力面ではかなわない。この70歳過ぎのヘルパーにしても、ベッドから車イスへの移乗介助や、入浴介助といった身体介護は無理だという。しかし、「人生経験」でカバーできるそうだ。

たとえばヘルパーの仕事は、オムツ交換や車イスへの移乗以外に、食事づくりや家族対応、高齢者の話し相手などといった業務が重要である。特に、認知症高齢者に接する場合は、戦時中のことや昭和期の芸能話などに話を合わせられると、それだけで自然と信頼関係が深くなっていく。このようなことは、若いヘルパーでは難しい。

また、高齢者の中には、掃除や洗濯、介助方法などで細かい注文をする人も少なくない。話を聞き流すぐらいの精神的なゆとりがヘルパーにないと、仕事を続けられないこともある。若いヘルパーは高齢者の小言を真に受けてしまい、感情的になって離職してしま

うことも珍しくない。高齢ヘルパーなら、こうしたことにも比較的上手に対応できるという。

なお、事業所の経営者によると、主婦業に精通した60歳過ぎの女性であれば人材として充分に期待できるとのことであった。今後は高齢ヘルパーが、在宅介護におけるヘルパー不足の大きな切り札になっていくかもしれない。

53 親族が顔を出せばヘルパーも力を発揮しやすい

ヘルパーの話題になったのでもう一つ。たとえ距離が近くとも、介護する家族が高齢者と別居している場合は、できるだけ頻繁に親のもとに顔を出すことをお勧めしたい。「介護のプロにすべておまかせ」では、かえって現場が困ってしまうからだ。

筆者が介護現場で業務に従事していた際、親と同居していない子どもが介護に携わるケースを多々担当した。たとえば、都内に住む独居の要介護高齢者は、一人娘が神奈川県藤沢市に住んでいたため、平日はヘルパーなどから支援を受けて暮らしていた。そして、その娘が日曜日ごとに実家を訪ね、身の回りの世話をしていた。

このように週1回、娘が介護に携わるだけでも、家族はヘルパーなど介護スタッフの信頼を得ることができていたし、近所の人達も声かけなどの面で気を遣ってくれていた。プロのヘルパーであっても、まったく天涯孤独の高齢者を支援するより、少しでも家族が携わっているケースのほうが支援しやすいのだ。何かあった時に、親族と相談しながらケアできることは、ヘルパーにとっても精神的に負担が少ないからである。

第5章

ぜったい安心！
とは限らない施設介護

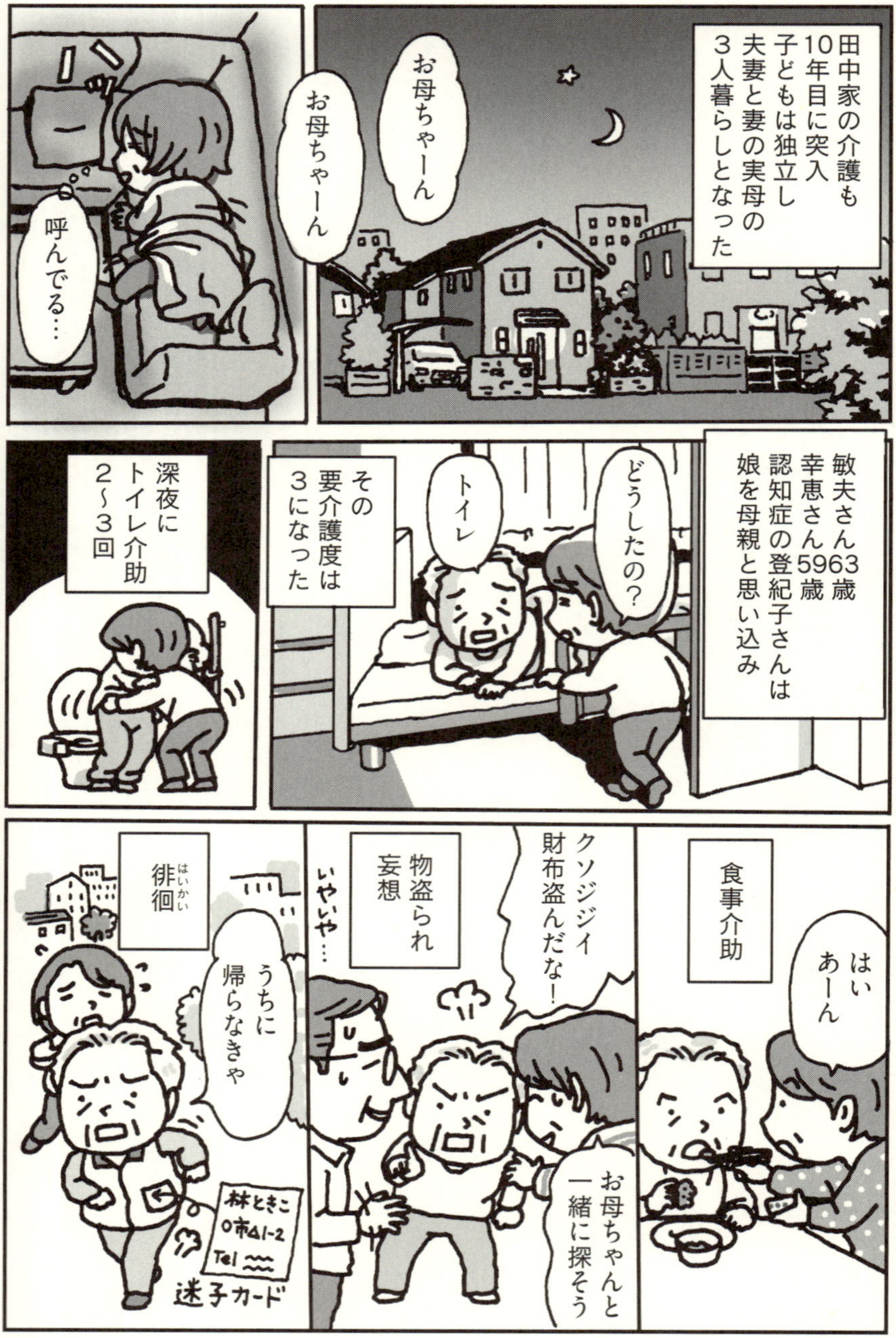
田中家の介護も
10年目に突入
子どもは独立し
夫妻と妻の実母の
3人暮らしとなった
お母ちゃーん
お母ちゃーん
呼んでる…
敏夫さん63歳
幸恵さん59歳
認知症の登紀子さんは
娘を母親と思い込み
どうしたの?
トイレ
その
要介護度は
3になった
深夜に
トイレ介助
2~3回
食事介助
はい
あーん
物盗られ
妄想
クソジジイ
財布盗んだな!
いやいや…
お母ちゃんと
一緒に探そう
徘徊《はいかい》
うちに
帰らなきゃ
林ときこ
○市△1-2
Tel
迷子カード

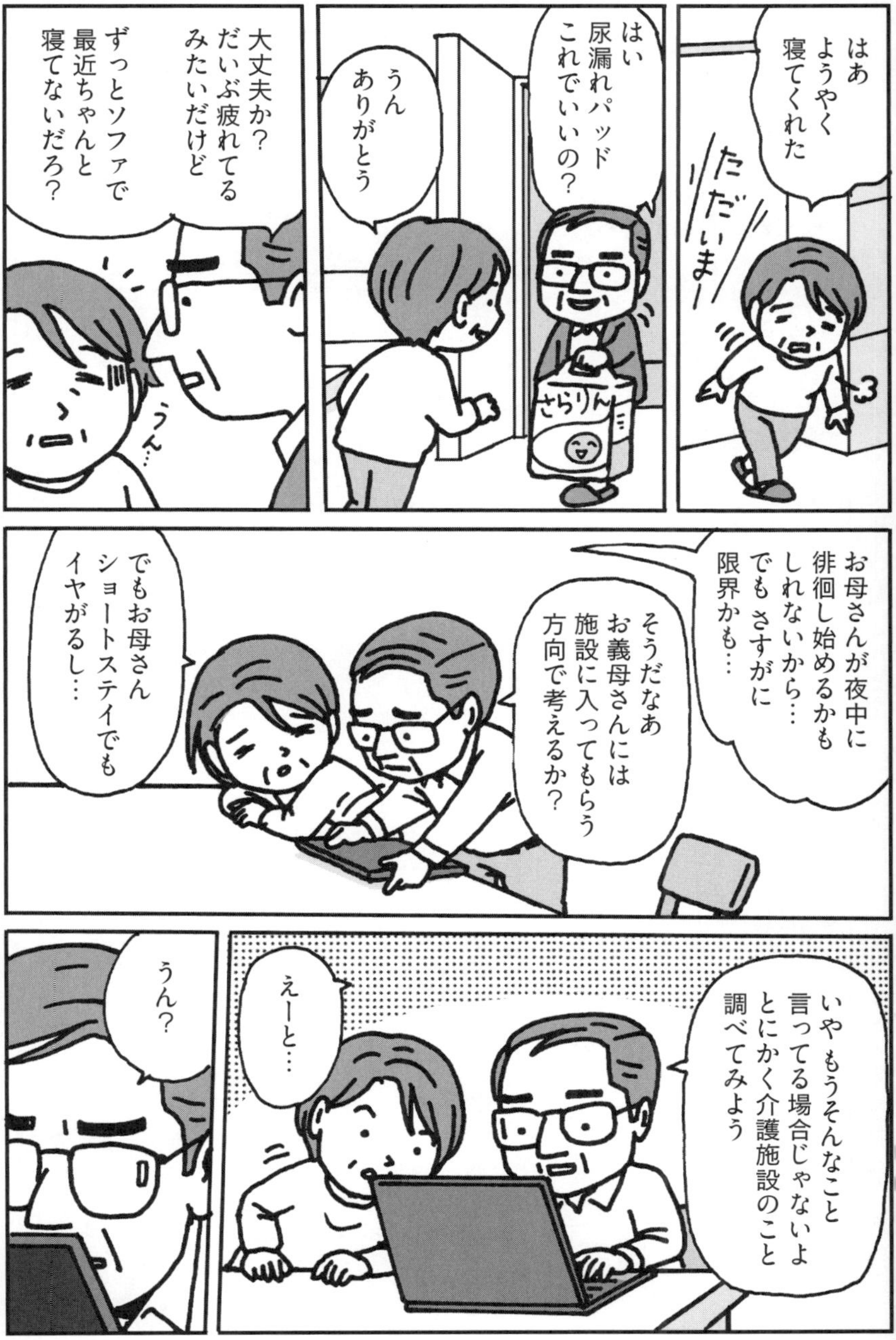

はあ ようやく 寝てくれた
ただいまー
はい 尿漏れパッド これでいいの？
さらりん
うん ありがとう
大丈夫か？ だいぶ疲れてる みたいだけど
ずっとソファで 最近ちゃんと 寝てないだろ？
うん…
お母さんが夜中に 徘徊し始めるかも しれないから… でも さすがに 限界かも…
そうだなあ お義母さんには 施設に入ってもらう 方向で考えるか？
でもお母さん ショートステイでも イヤがるし…
いやもうそんなこと 言ってる場合じゃないよ とにかく介護施設のこと 調べてみよう
えーと…
うん？

介護が必要になった人のための施設と住まい

介護保険制度上の施設サービス

名称	サービスの内容
介護老人福祉施設（特別養護老人ホーム）	常に介護を必要とする人のための施設。入所者は生活面での援助や身体介助などのサポートを受けられる
介護老人保健施設	在宅復帰を目指す人のための施設。介護だけでなく、リハビリやある程度の医療も利用者に提供される（詳しくは第６章で説明）
介護療養型医療施設 ※2018年4月から「介護医療院」へ移行されていく見込み	長期療養を必要とする要介護者が入所する施設。リハビリや必要な医療・介護を受けることができる

その他の高齢者の住まい

●有料老人ホーム

高齢者が住みやすいよう配慮された住まい。介護サービスの利用法によって「介護付」（ホームのスタッフが介護にあたる）、「住宅型」（外部事業者にサービスの提供を受ける）、「健康型」（介護が必要になったら退去）にわけられる

●サービス付き高齢者向け住宅

バリアフリー化など、一定の要件を満たした高齢者向けの賃貸住宅。安否確認と生活相談のサービスはあるが、介護サービスは外部事業者から提供を受ける。「サ高住」と略されることも

●軽費老人ホーム

自立生活が難しく、家族からの支援も期待できない高齢者のための住まい。国や自治体の助成のもと運営されており、低額で入居できるのが特徴。提供されるサービス内容によってA型、B型、C型にわけられる。後に登場する「ケアハウス」はC型のこと

●グループホーム

正式名称は「認知症対応型共同生活介護」。認知症の人を専門に受け入れる機能を有したサービスで、アットホームな少人数形式でのケアが特徴。制度上は高齢者同士の共同生活を職員が助けるかたちとなっている

グループホームは前章で紹介しましたが
住まいを提供するサービスなので再掲します

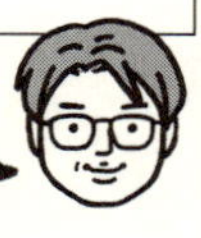

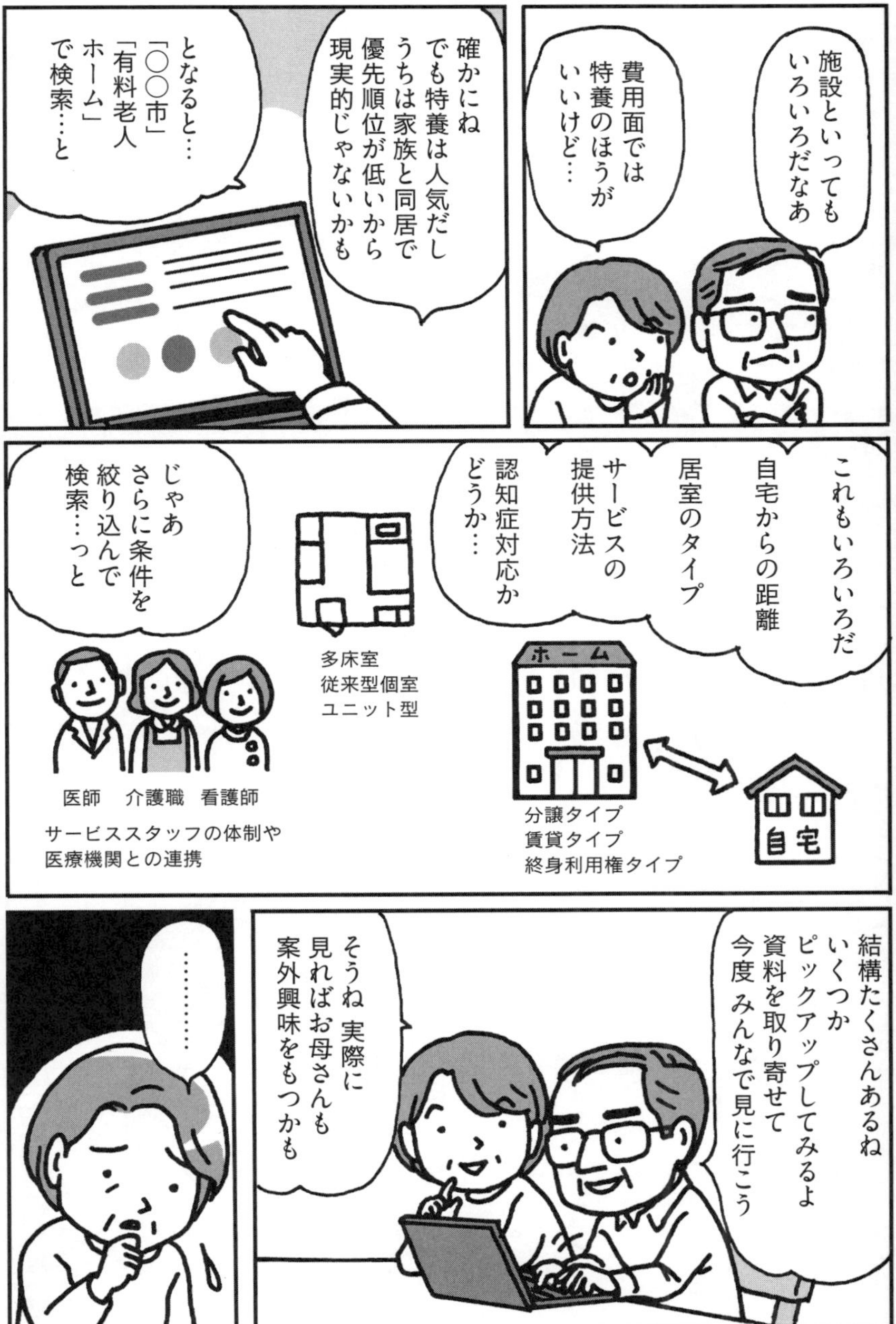
施設といっても いろいろだなあ
費用面では 特養のほうが いいけど…
確かにね でも特養は人気だし うちは家族と同居で 優先順位が低いから 現実的じゃないかも
となると… 「○○市」「有料老人ホーム」で検索…と
これもいろいろだ 自宅からの距離 居室のタイプ サービスの提供方法 認知症対応かどうか…
ホーム
自宅
分譲タイプ
賃貸タイプ
終身利用権タイプ
多床室
従来型個室
ユニット型
じゃあ さらに条件を 絞り込んで 検索…っと
医師
介護職
看護師
サービススタッフの体制や
医療機関との連携
結構たくさんあるね いくつか ピックアップしてみるよ 資料を取り寄せて 今度 みんなで見に行こう
そうね 実際に 見ればお母さんも 案外興味をもつかも
………

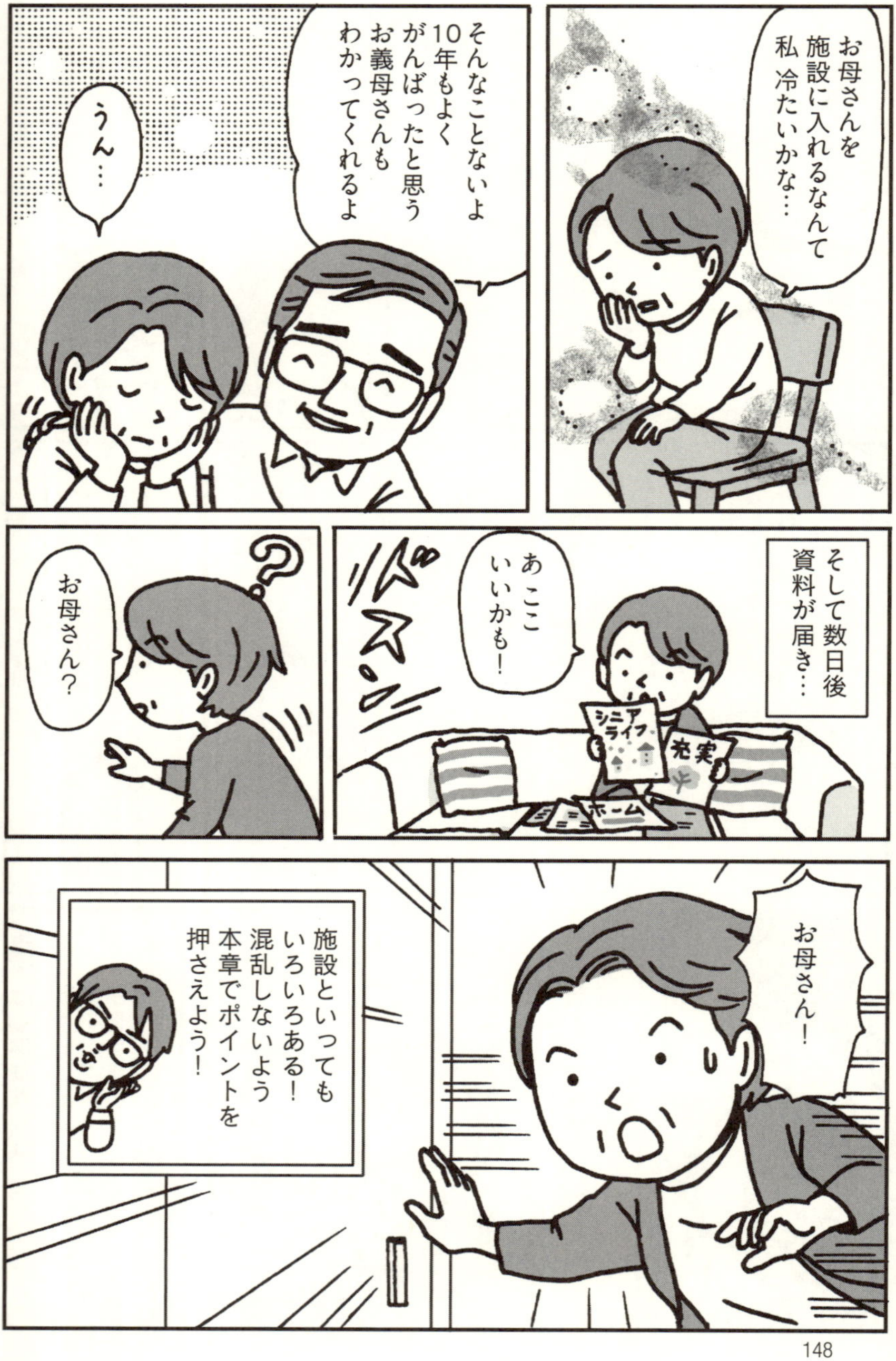
お母さんを施設に入れるなんて私冷たいかな…
そんなことないよ10年もよくがんばったと思うお義母さんもわかってくれるよ
うん…
そして数日後資料が届き…
あここいいかも！
ドスン
シニアライフ
充実
ホーム
お母さん？
お母さん！
施設といってもいろいろある！混乱しないよう本章でポイントを押さえよう！

54 建物が立派だからいい施設……とはいえない

介護は、在宅以外にも施設という選択肢がある。移るとなると当然、高齢者本人か家族が施設を選ばなければならないが、選ぶにあたって惑わされやすいのが、施設の外観である。

入所を決める前段階として見学などに行った際、本人や家族は「建物が新しい」「玄関がゴージャス」「壁面画が素晴らしい」などといった、外見的な印象に心動かされ、つい立派な施設を信用してしまいがちだ。こうした〝ハードウェア〟にあたる部分が、良質な介護施設を選ぶポイントの一つであることは否定しない。

しかし、建物などのハード面が素晴らしいからといって、サービスが良質とは限らない。結局のところ、介護サービスそのものを担うのは、建物の中で働いているスタッフである。施設サービスの質は、介護職・看護師など、実際のケアにあたる人の質によって決まるのが原則だ。

したがって、施設でいい介護を受けたいと思ったら、優れた人材が多く働いている施設を選ぶことが絶対条件となる。だから施設は、建物などの外観だけで判断してはいけないのである。

55 「おひとりさま」では施設に入れない

最近では独居の高齢者を指して「おひとりさま」と呼ぶのが一般的になってきた。「一人暮らし」とか「独居」より前向きなニュアンスがあって好感が持てるが、本当の「おひとりさま」は、いざ介護施設での生活を考えたとき、困る可能性がある。病院に入院もしくは介護施設へ入所する際には、身元引受人の連絡先が必要になり、署名・捺印を求められるからだ。

一人暮らしの人はもしかしたら、「頼める親族がいなければ、信頼できる友人もしくは知人にお願いすればいい」と考える人もいるだろう。しかし、信頼できる友人といえども、身元引受人になるのは拒否される可能性が高い。

そもそも身元引受人の署名・捺印が必要になるのは、もし病状が悪化したら、延命治療の有無を判断してもらう必要があるからだ。病院へ入院、もしくは施設へ入所した高齢者が体調を崩し、本人の意識がなくなるような事態にでもなれば、たとえば、お腹にチューブを通して栄養補給する「胃ろう」の手術をするか否か、といった命に関わる判断を身元引受人がしなければならない可能性がある。

筆者は現役のケアマネだったとき、このような天涯孤独な高齢者を担当し、介護施設の入所の際に身元引受人探しを経験したことがある。市役所と相談して戸籍をたどりながら親族を探した。しかし、娘や息子どころか、姪・甥すら見つからない。かろうじて従兄弟が北海道にいることはつきとめたが、同じ90代の高齢者で身元引受人を頼める状況ではなかった。

やむなく普段から関わりのあった介護事業所の経営者に相談したところ、「その高齢者とは付き合いが長いので、身元引受人になろう」と申し出てくれた。

身元引受人がいないと、介護や医療サービスは受けにくくなる。だから、遠方であっても、近所であってもいいから、何とか身元引受人として頼れる人をつくっておくのが大切だ。元気なうちは何とかなるかもしれないが、結局のところ、人は最期まで一人というわけにはいかないのである。

56 系列が同じでもケアまで同じとは限らない

施設の経営主体となっているのは株式会社や社会福祉法人などで、施設・事業所を何カ所も運営しているケースがある。サービスを受ける側として、「同じ系列だから介護の質も似たようなものだろう」と考える人がいるかもしれないが、そうとは限らない。

共通の研修マニュアルなどを使うことで、一定のスキルは担保されているかもしれないが、結局は各施設によるところが大きい。また、再三強調しているとおり、施設はケアにあたる人材によってその質が左右される。だから、どこの系列にも属していない小規模な事業所で質の高いサービスが提供されている場合も多い。

筆者もかつて、要介護高齢者に大手介護事業者が運営する施設への入居を勧めたことがある。この介護事業者は、首都圏に30ヵ所も施設を有していて、広範囲に事業を展開していた。私自身、系列施設に入居したお年寄り数人を担当していたことと、その高齢者の子どもが近くに住んでいたので、その施設（仮にAとしよう）が望ましいと考えたのである。

同じ系列の介護事業者である以上、サービスの質はそう変わるまいと思っていたが、施設Aに入った高齢者は、「介護職の対応が雑で言葉遣いも乱暴」といった理由で、わずか3ヵ月で退去してしまった。一方、同系列の別施設Bに入った高齢者は、充実した生活を送っているようだった。好みはあるだろうが、それを考慮してもこのような違いが出る。

それでも退去ですめば、お金の面では損をするが、まだいいのかもしれない。虐待などの事件に巻き込まれる可能性だってある。現に、大手介護事業者の施設でも虐待事件は起きているのだ。「大きな会社だから大丈夫だろう」と安易に判断せず、結局は自分で見学し、評判などを調べなければ施設のレベルは判断できないのである。

57 施設で高齢者が元気に暮らせる……とは限らない

在宅であろうと施設であろうと、介護事業所は長年、「介護報酬のジレンマ」という問題を抱えている。介護報酬は基本的に、重度の要介護者をケアしたほうが高くなるように設定されている。つまり、認知症の中でもより重度の人や、心身機能の低下が著しい要介護者をケアしたほうが、介護事業所の収入は高くなるわけだ。

当然といえば当然のシステムだが、これがジレンマの原因となる。たとえば、要介護3で利用している要介護高齢者に対して、事業所や施設がリハビリや体操を促したとしよう。そうやって心身機能を高めるケアを心がけ、高齢者が要介護1まで改善すると、その介護事業所は収入が減ってしまうことになる。

行政はすでにこの矛盾に気づいていて、サービスによっては、機能を向上させた利用者が多くなれば、「加算」といって介護報酬を上乗せする仕組みを設けたが、それでも経営上は利用者が改善しないほうが多くの収入を得ることができる。

また、財政力のある一部の自治体では、介護保険の仕組みではなく自治体独自の財政負担で、ケアによって多くの高齢者の心身機能を改善させた介護事業所に奨励金を助成していることもある。ただし、まだまだまれなケースだ。

高齢者が少しでも元気になれば、本人だけでなく家族も嬉しいことだろう。また、現場の介護スタッフも自分の仕事にやりがいを感じるであろう。もちろん介護事業所の経営者だって、お年寄りの機能改善が進み生き生きしてくれれば同様に嬉しい。しかし収入が減り、経営的には頭が痛いというのも本音なのだ。

現場にしてみれば、介護職や理学療法士、作業療法士などが「高齢者に元気になってもらう介護」に取り組んでも、事業所側のメリットにはならない。おかげで、せっかくいい人材が揃っていてもモチベーションが上がらないのが実情なのである。

58 先着順には入所できない特別養護老人ホーム

くり返しになるが、介護施設の中で、特養は介護保険制度が適用され比較的経済的負担も軽く、一度入所すれば、重篤な病気にならない限り一生そこで生活できるため、非常に人気の高い介護施設となっている。読者の家の近くにもあるかもしれない。しかし、で書いたとおり、この特養、申し込んでもそう簡単に入れるとは限らない。

特養の待機者が全国で約37万人と耳にしたことのある人もいるだろう。しかし、同じ高齢者が複数の特養を申し込んでいたりもする。そういった事情も考慮に入れた実際の待機者は、実は２割ぐらいではないかとの調査結果も報告されている。しかし37万人の２割といえば７万４０００人。待機者問題は深刻だ。

たとえば、定員１００人の特養であれば、毎年「亡くなる」「病院へ入院する」などの理由で欠員が生じるが、それでも新規に入所できるのは大体、年間15～20人程度にとどまるため、かなり出入りが鈍い状況といえる。では利用を希望する人が早めに申し込めばいいではないか、と考える人もいるだろうが、そうもいかない。

特養の入所にあたっては要介護度や家庭環境などが考慮され、優先度の高いケースから入所しやすいシステムとなっている。つまり、申し込みがいくら早くても有利になるわけではない。家庭環境や本人の状態が悪ければ、申し込みから１ヵ月以内で入所できる場合もある。

特養の入所判定は施設側の会議で決まることになっており、欠員が生じたら待機者名簿の優先順位の高い人から入所することになっている。判定ツールというものがあり、判定の基準としては、たとえば、

・独居高齢者か否か？
・老老介護か否か？
・経済状況はどうか？
・生活保護受給者か否か？
・要介護度が高いか否か？
・在宅介護の継続期間は？

などといった項目を点数化していく。そして点数の高い高齢者から順に入所してもらうのである。その意味では、たとえば「要介護高齢者を看る家族がいる世帯（ただし、老老介護除く）よりも、独居高齢者」「厚生年金受給者よりも、生活保護受給者もしくは国民年金のみの受給者」のほうが、入所に関しては優先度が高くなり有利となるのである。

59 制度改正でいよいよ特別養護老人ホームには入れない

なお昨今、特養の入所要件は厳格化されている。原則として要介護3以上の高齢者が対象となり、要介護1、2の人は「条件付き」で認めるというのだ。厳格化される以前は、入所者のうち要介護1、2の高齢者は1割程度となっていた。

なお、要介護認定の結果には地域差があり（29参照）、認定システムの精度は高いとはいえない。同じ状態であるにもかかわらず、ある地域では要介護3に認定され入所が認められるが、別の地域では要介護2となり入所できないといった事態が起こりかねない。本来、介護保険制度は全国一律のサービスが提供されるべきだが、公平性には課題がある。

ちなみに、要介護1、2でも入所できる条件としては、

・認知症で日常生活に支障を来し、意思疎通の困難さが頻繁に見られる
・知的障害、精神障害等を伴い、日常生活に支障を来すような症状、行動や意思疎通の困難さが頻繁に見られる
・家族等による深刻な虐待が疑われる等により、心身の安全、安心の確保が困難な状態である
・単身世帯である、同居家族が高齢または病弱である等により、家族等による支援が期

待できず、かつ、地域で介護サービスや生活支援の供給が十分に認められないなどが挙げられているが、それにしてもハードルが高くなったのは確かだろう。

60 値段だけでなくリスクも高い有料老人ホーム

特養に入れないなら有料老人ホームで——と考える人も多いだろう。緑の多い閑静な住宅街に建てられた、高級ホテルを思わせる有料老人ホームもある。このような瀟洒《しょうしゃ》なホームは、たいてい入居金2000万円程度で、毎月の費用は、食費等の雑費を含めて約30万円はかかってしまう。

間取りやサービスは個々によって異なるが、上記のようなホームの場合は、おしなべて次のようにイメージしてもらうといい。

個室は10畳程度の、1Kマンションといった感じ。食事は朝食に限り和食もしくは洋食を選択でき、直接、委託業者が調理する。管理栄養士も常駐し、カロリー計算などもしっかり行っている。外食する場合には、事前に申し出れば、その分の費用はかからない。食費は日割り計算なので、事前に頼まなければその分の食費はかからないのだ。

なお、電気代などの光熱費は、管理費に含まれているケースが多い。看護師が24時間常駐し、寝たきりになっても介護が受けられ、医療的ケア（たんの吸引、経管栄養など）が必要な高齢者も受け入れ可能、というところもある。

当然、入居している高齢者は、それなりの収入や資産のある人である。逆に言うと、そのくらい経済的余裕のある人でなければ入れない住まいなのだ。しかも、これらのクラスの有料老人ホームよりも、さらに高いクラスのホームでは、入居金３０００万～６０００万円といったケースもある（ちなみに、早期に退去すれば、入居年数に応じて最初に支払った入居金が一部は返還される）。

高いのは値段だけでなく、リスクも高い。たとえば倒産の問題がそうだ。

そもそも、ホームに入るといっても、利用者は終身利用権を有しているだけであって、マンションのように物件を購入しているわけではない。つまり、入居している部屋は利用者の所有にはなっていないわけだから、ホームの事業者が倒産すれば退去を求められる。有料老人ホームについて多くの人がもっとも恐れていることは、このように倒産して入居金が紙くず同然となり、介護難民になることであろう。

ただ、額に上限はあるが、入居金が払い戻される「保全措置」という制度もある（２００６年４月以降に有料老人ホームの設置届出が提出された施設のみに該当するので、その点は要確認だが）。また、ホームが別の会社に身売りされ、経営権が譲り渡されるケースも多く、転居先を提案してもらえることもある。だから、「行く当てもなく放り出される」などといった最悪の自体は、譲渡先が見つからないなどのことがない限り少ない。

しかし、経営主体が替わると、契約内容も変更されるので、入居している高齢者にとっては、サービス低下を招く可能性がある。転居先の施設が良心的とは限らない。有料老人ホームの入居方式には分譲型や賃貸型などもあるが、いずれにしても高い買い物だから、説明書や契約書をよく見て、経営体質も調べておくべきだ。

61 「無届け有料老人ホーム」に要注意

有料老人ホームはおしなべて安くはないが、その背景には、法令を遵守した経営を行わなければならないためコストがかかるという事情がある。老人福祉法の規定で1人以上でも高齢者を住まわせ、食事等を提供していれば有料老人ホームに該当し、設置者は都道府県知事に届け出を行わなければならないことになっているのである。

そして届け出を行えば、ホームの存在が明らかとなり消防法が適用されるため、スプリンクラーの設置など、諸々の義務を守らねばならない。加えて、行政により定期的な立ち入り調査が入ることになる。また、居室などの広さにも規制が設けられているので、整備も必要となる。

こうした有料老人ホームに対し、昨今話題になっているのが、都道府県知事に届け出をしないまま運営されている「無届け有料老人ホーム」だ。無届け有料老人ホームは都市部を中心に数多く存在し、低所得者もしくは生活保護受給者を対象に、入居金20万円前後、月々の総費用10万円前後（あるいはそれ以下）といった施設が多い。当然、施設側も、このような高齢者を対象にしていれば、設備経費などは必要最小限にとどめなければならない。

無届け有料老人ホームに詳しい関係者によると、

「毎月、10万円くらいしか払えない。どこでも構わないから、預かってもらえる施設はないか？」

といった経済的事情や、

「特別養護老人ホームは、半年から2年待ち。病院へは長期入院はできず、だからといって在宅介護は無理」

などの、家族の〝介護力〟の問題が施設ニーズの背景にあるという。

都市部に住んでいる人で、どうしても特養が見つからない場合は無届けホームという選択肢もあるが、できれば避けたほうがいい。

62 夫婦では個室が2つ いることも

65歳を過ぎると、老後のことを2人で考える夫婦も少なくない。老夫婦のみの世帯は増加傾向にあり、「老老介護」は一般的なケースとなりつつある。そこで、早い時期から2人で、有料老人ホームなどへの入居を考える夫婦もいる。

このとき、「入るとなると、個室に2人で暮らすのだろう」と読者は考えるかもしれないが、必ずしもそうとは限らない。介護施設側も夫婦ともに要介護状態となった場合を考えて2人部屋を設けてはいるが、思ったほどのニーズはないらしい。

先日、筆者はある有料老人ホームの関係者に話を聞いたのだが、入居前から部屋を別々にしてほしいという夫婦が珍しくないという。特に、夫は妻と同じ部屋に入居したいが、妻の多くは一緒の部屋をイヤがるそうだ。

別の特養の生活相談員の話では、要介護状態となって夫が施設入所したのだが、1年後、妻も車イス状態となり同じ施設に入った。その相談員は、部屋を同じにはできないが、せめて2人を同じフロアに、と配慮した。ところが妻から強く、「夫と違うフロアにしてほしい。自分も施設に入って夫に気を遣うのは疲れる。フロアが違ってもいつでも会えるので、介護施設では一定の距離を置いて生活したい」と言われたそうである。

ほかにも、元気な老夫婦が将来のことを考えて2人部屋に入所したのだが、2人とも要介護状態になると、妻から「個室に替えてもらいたい」という強い要望が出たケースがあったそうだ。なぜそうなるのか。

70代、80代の層は、妻が専業主婦だったという老夫婦が多い。若い時から家事や子育て全般を妻が担うのが当たり前だった世代である。そのため施設に入っても、長年の生活習慣で、夫が妻に頼みごとをしてしまうのが要因として挙げられるそうだ。施設職員がいるにもかかわらず、妻に頼むのである。

これには、「施設職員には頼みにくい」という気兼ねがあるのかもしれないが、無意識のうちに夫が妻に声かけしてしまうこともあるようだ。たとえば、「新聞を持ってきてくれ」といったふうに。杖を使って歩いている妻に、車イス利用の夫が頼む、ということもあったと聞いた。

こうした言動は、妻が元気なうちはさほど問題ないものの、体が衰えてくると、妻が頼まれることに耐えられなくなるという。男性は、弱くなればなるほど妻に依存しがちになるが、妻も体が不自由となれば、一定の距離を置きたがるわけだ。

また、フロアが同じで、一人で生活している他の男性高齢者と妻が親しげに話していると、夫が嫉妬して夫婦喧嘩になることもあるという。ただ、このような嫉妬問題は、逆に夫が他の女性と親しくなる場合もあり、両者に言えることではある。

確かに、夫婦で施設に入って同室で最期まで暮らすケースはある。しかし、長年連れ添った夫婦といえども、このような強い信頼関係が維持できるとは限らない。施設で暮らすと、夫婦であっても介護職や他の高齢者といった第三者との人間関係は避けられず、感情のずれが生じてくる。しかも、老いるにつれ2人とも自分のことで精いっぱいとなり、夫婦で互いに気遣う余裕がなくなる場合もある。

老後、自宅以外の施設で夫婦共に暮らしていくことを考える際には、お互いが弱った状態や感情面などを想定しながら判断すべきである。少しでも不安を感じるならば2人部屋は避け、一定の距離を保って別々の個室での施設生活を考えていくべきだろう。もちろん、その分経済的負担は大きくなるが。

63 介護職員はプロ……とは限らない

施設の質は原則、介護職の質で決まると54に書いたが、質を見分ける1つの指標となるのが資格の有無だろう。この点「施設で働いている職員なんだから、資格くらい持っているだろう」と考えるのは間違いだ。

施設で働く職員は、必ずしも有資格者とは限らない。基本的に職員の多くはヘルパー資格や介護福祉士の国家資格を有しているが、無資格者でも介護施設で働くことができる。高校を卒業したての若者が働いていたり、30代、40代で転職した人が介護施設で働いているケースも少なくない。もちろん、働きながら資格を取る人もいるが、無資格のまま働き続ける人もいる。

介護職員の質の低下はそのまま施設の質の低下につながるので、事業者としても、できれば職員を国家資格取得者だけで固めたいのは山々だ。だが、そうも言っていられないのが実情なのである。

これは何も、特定の施設に限った話ではない。介護現場では人材不足が慢性化しており、良質な介護職を採用しにくいことから、無資格者でも雇ってしまうところが増えている。法令上の人員基準をクリアできなければ施設を経営できなくなるため、知識や心構えが不十分な人材であっても雇わざるを得ないわけだ。

実際、人手不足の影響は、施設にとっては深刻だ。２０１４年秋、筆者は都市部にある特養を訪ねた。施設長から現状を聞く機会に恵まれたが、そこで聞いた話によると、この施設は２０１４年４月にオープンしたものの、法令基準に見合った数の介護職員が集まらず、半年以上たった時点でも利用者20人分が空いたままだという。施設長は、

「関係機関から『せっかく介護施設ができたのに、入れないのはなぜ？』といった問い合わせが多いのですが、『職員が集まらないから』とも言えず、『準備がともなわないから』と、あやふやな説明をするのがつらくて」

と、寂しげに語ってくれた。

このように、建物は完成したものの職員が集まらないため、定員数に見合う高齢者を受け入れられないまま、一部が〝開店休業〟状態にある施設は少なくない。そうならないためには（あるいは、休業状態を早く解消するためには）、ともかくも職員を雇わねばならないのである。

64 施設内での虐待のリスクは無視できない

２０１５年９月、某有料老人ホームの介護職員による虐待シーンの動画が、インターネット上で公開され話題となった。認知症高齢者の家族が、職員による虐待を疑って居室に隠しカメラを設置、撮影したことから判明した。暴力、暴言、介護放棄など、素人でも考えられない対応をしていたのである。

厚労省の資料によれば、公式に「虐待」と判断された介護施設における事例は、２００6年は54件。これに対し、２０１６年は４５２件にのぼる。

介護職による虐待事例数は伸びつづけており、施設の数自体が増加していることを考慮しても問題である。しかも、このデータは公式に判断されたもので、明るみになっていないケースはこの数倍と推察される。

同じく厚労省の資料によれば、介護施設における虐待の背景に挙げられるものとして、「教育・知識・介護技術等に関する問題」が２８９件（66・９％）で最も多く、次いで「職員のストレスや感情コントロールの問題」１０４件（24・１％）、「虐待を行った職員の性格や資質の問題」52件（12・０％）となっている（複数回答）。

このなかで「教育・知識・介護技術等に関する問題」が多い原因には、介護職自身が自分のしていることを「虐待」と認識していないという実態があるためだ。

たとえば、取り乱したりなどといった「問題行動」を起こす高齢者をベッドに縛りつけたり、認知症高齢者の徘徊を防止するという名目で部屋の外から鍵をかける、といった行為は、前者は身体拘束、後者は監禁という虐待にあたる。しかし、これらが「虐待」にあたることをきちんと教育されていない介護職もいる。

おそらくこの問題の根本にあるのは、63で説明した慢性的な介護人材不足なのだ。いくら募集しても人が集まらないとなれば、「イヤだけど、とりあえず介護でもするか！」といった人材でも雇わざるをえない。こうしてモラルに欠ける〝プロの介護職〟が生まれてしまうというわけだ。

これは知っておこう！　対策と豆知識

65 いい施設を見分けるために

特養であれ有料老人ホームであれ、本人や家族は「少しでもいいサービスを」と思うのが普通だろう。しかし、施設選びを誰かに任せることはできない。いざ自分が探さねばならなくなったときのために、押さえておくべきいくつかのポイントを覚えていただければと思う。

いい施設ほど夜間の人員配置は手厚い

施設を選ぶとき、たいていの人はまず特養、老健、有料老人ホーム（とくに「介護付」と呼ばれるタイプ）を考えることだろう。選択の際はまず、人員配置に注目することをお勧めしたい。これらの施設は要介護者３人に対して１人の介護・看護職の配置が法令で義務づけられている。だが良質な介護施設では、全体で「２・５対１」「２・０対１」「１・５対１」といったように、法令よりも上乗せした介護・看護職を配置している。

夜間の人員配置にも着目したい。通常、特養や有料老人ホームは、要介護高齢者20〜25人に対して介護・看護職などが１人つくのが夜間の勤務体制となっている。そのため、夜間の介護体制が要介護者26人以上に対して介護・看護職１人の配置となっている介護施設は、よくよく注意しておく必要がある。法律違反ではないが、サービスの質では疑問が残る。

また、施設では24時間体制のサービスが当然であるが、その中身は微妙に異なる。たとえば、多くの施設では看護師は24時間体制ではなく、昼間の勤務時間帯にしか従事していない。しかし良質な介護施設では、夜間でも何かあれば看護師がすぐに駆け付ける体制になっている。

ベストな選択は、24時間体制で看護師が配置されている介護施設となるのだが、残念ながら数は圧倒的に少ない。そのため、緊急時の体制がしっかりとなされているかを確認することで、良質な介護施設か否かを見分けることができる。

職員の有資格者率が高ければ安心

施設見学の際には、職員の有資格者率を聞いてみるといい。くり返しになるが、在宅介護現場と異なり、法令上、施設では無資格者でも介護職として働くことは可能なので、利用する側が確かめねばならない。

営利主義的な介護施設では、良い人材は転職してしまう傾向にある。しかし、良質な介護施設は、介護福祉士の資格保有者を採用する努力を重ね、無資格者の割合が少なくなるように心がけている。

また、仮に無資格者が多くても、職員への研修制度がしっかりしている施設は良質である可能性が高い。無資格者を雇っても、良心的な介護施設では教育を重ね育成していくものなのだ。たとえば、「認知症ケア」「コミュニケーション・スキル」「介護の基本」「医療と介護」などといった研修を定期的に行うか、勤務時間内にどこかの機関に派遣するといった努力をしている。

ボランティアの数もポイント

無資格者といえば、ボランティアがどのくらい出入りしているかも見ておくとよい。筆者が介護現場で働いていたときの経験からすれば、ボランティアを積極的に受け入れている介護施設は、良質なサービスを提供しているといえる。「タオルたたみ」「高齢者の話し相手」「レクリエーション」「食事介助の手伝い」など、居住空間で多くのボランティアが活動している施設は、自らの仕事に自信を持っているといえよう。介護スタッフが常に、外部の人達から見られることになるからだ。

職員の暴言、暴力があったり、粗雑な介護を行っているような施設は、ボランティアの受け入れには消極的である。普段の仕事状況を外部から見られたくないという意識が働き、一部、閉ざされた施設となりがちだ。

施設見学で必ず聞きたい５つのこと

以上のことから、もし施設を選ぶことになったら、見学の際などに次のようなことは必ず聞いておいたほうがよい。

「そちらの施設では、要介護者何人に対してスタッフを１人配置していますか？」

➡質問への答えが３人よりも可能な限り低い値であれば、それだけ多くの人材を配置していることになり、良質なサービスが期待できる。

「そちらの施設では、介護福祉士の資格をお持ちの方は何人いますか？」

「ヘルパー２級資格（現行、介護職員初任者研修修了者）は何人ですか？」

「無資格の職員は、どのくらいいますか？」

➡こうした情報をもとに、有資格者の割合を推測することができる。もちろん、有資格者の割合が高いほどいい施設の可能性が高い。

「そちらの施設では、年間、どのくらいのボランティアの方が協力してくれていますか？どのような活動をされていますか？」

➡この場合、介護施設でボランティアを募集しているか否かの質問をしてもいいだろう。前向きな介護施設では、施設内の掲示板など、家族や地域の人々向けにボランティア募集の案内も公にされている。

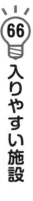

66 入りやすい施設

地方の特養は空きがあるかも

筆者が座長となって実施した特養の実態調査事業がある。この調査では５５０ヵ所から有効回答を得たが、その結果、調査時点（２０１６年11月）で26％の施設に空きがあることがわかった。うち合計16・１％の施設が、空きが生じている最も重要な理由として「職員の採用が困難」「職員の離職が多い」を挙げている。一方、「入居者が少ないため」空床があるという回答も13・３％あった。

この「空き」の中には、利用者の入院による一時的な空床なども含まれていると考えられるが、「待機者が多い」といわれているわりに空床がある事態を、どう捉えればいいのか。

まず、そもそもサービス付き高齢者向け住宅や有料老人ホームといった、特養以外の入居型サービスが増えているため、ニーズが和らいだという要因があるだろう。次に地域差が考えられる。都市部では特養のニーズが高いままだが、介護職員が揃わないため依然として待機者が多い。しかし地方ではすでに高齢化率がピークを迎えているため、そもそも要介護高齢者の数が頭打ちとなっている地域もあるようなのだ。

その意味では、場所を選ばなければ、特養を初めから諦める必要はないのかもしれない。

意外と空きがあるかもしれない「ケアハウス」

特養のように老人福祉法に基づき公費が投入されているが、まだ認知度が低い施設として「ケアハウス」が挙げられる。定員割れとなっているところもあり、待機者がいても比較的少ない。意外と2～3ヵ月で入れることもある。

ケアハウスは原則、全室個室でプライバシーも守られている施設であるが、「特定施設入居者生活介護」の指定を受けているか否かで、介護に関する受け入れ体制が異なる。単なるケアハウスであれば、要介護1～2程度の軽度者の受け入れにとどまるのだが、指定を受けていれば要介護5といった重度の方まで受け入れが可能となっている。その意味では、特養と同様の施設と考えてもいい。

毎月の費用は所得に応じて9万～14万円程度となっており、入居の際には一時金5万～20万円程度が必要となる。一時金はあるものの、特養の個室タイプの値段とほぼ同程度だ。高齢者の中には、たとえ元気であっても、一人だと何かと不安であるため、この施設に入る人もいる。居住者の中には、自分で自家用車を所有して、外で自由な時間を過ごす高齢者もいる。そして、次第に心身の機能が衰えて要介護状態になると、介護サービスを利用し始めるという経過をたどるようだ。

かつて筆者は、一人暮らしの高齢者（女性80歳）を担当したことがある。最終的にはケアハウスに入居した方だ。軽い認知症があるものの、自分で食事ができ身の回りのことは多少の支援があれば問題はなかった。が、火の始末が不安で、本人から施設で暮らしたいと相談された。

しかし、特養は重度でないと入所できない。かといって有料老人ホームは経済的に難しかった。子どもはおらず、サラリーマンだった夫も既に故人である。自分の国民年金と遺族年金を合わせた毎月12万円程度の所得のほか、財産といえば預貯金が３００万円程度であった。その意味では裕福ではなかったが、ケアハウス入居によって安心して老後を送ることができた。

第6章

避けて通れない！ 医療と看取りの話

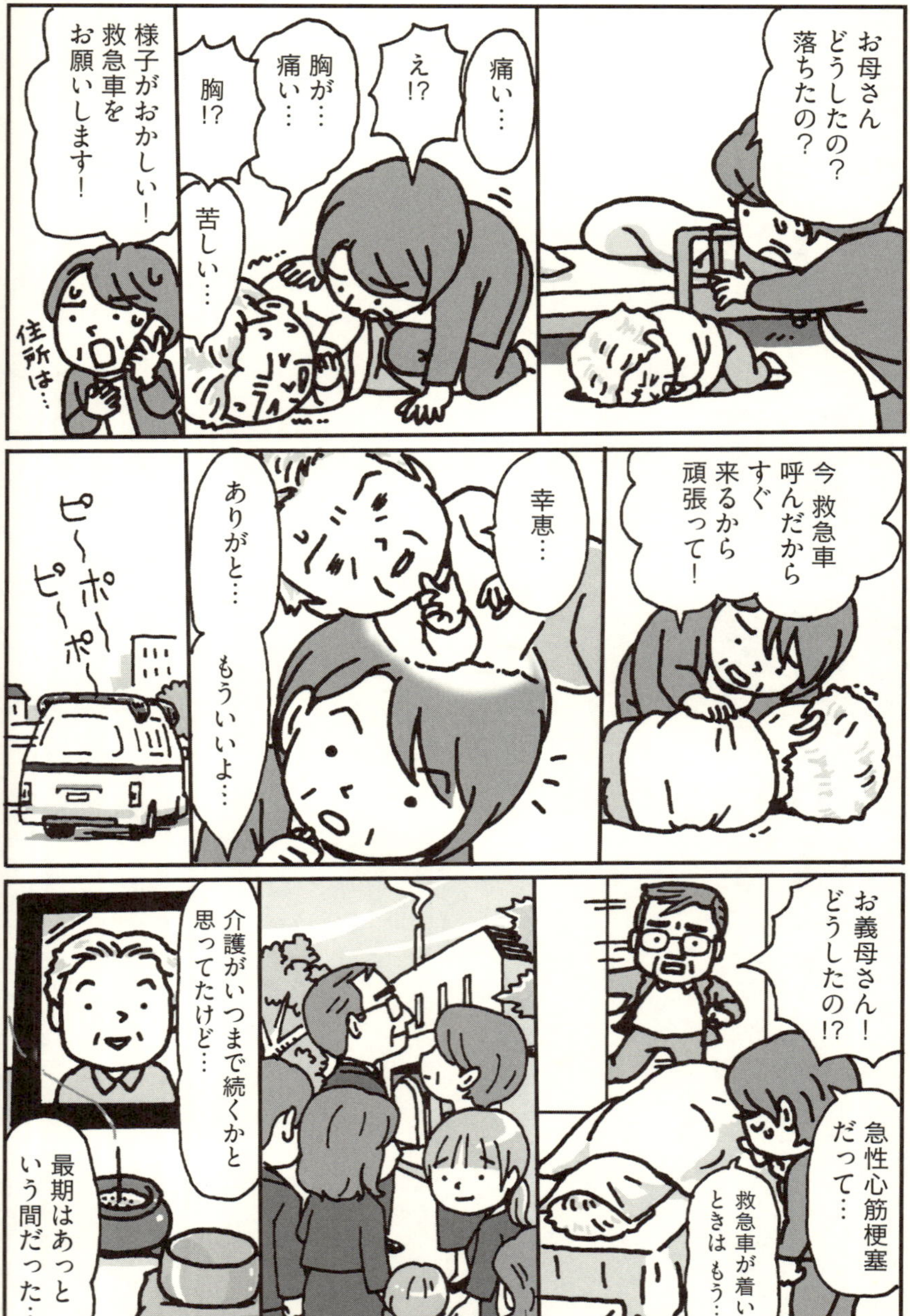
お母さん
どうしたの？
落ちたの？
痛い…
え!?
胸が…
痛い…
胸!?
苦しい…
様子がおかしい！
救急車を
お願いします！
住所は…
今救急車
呼んだから
すぐ
来るから
頑張って！
幸恵…
ありがと…
もういいよ…
ピ～ポ～
ピ～ポ～
お義母さん！
どうしたの!?
急性心筋梗塞
だって…
救急車が着いた
ときは もう…
介護がいつまで続くかと
思ってたけど…
最期はあっと
いう間だった…

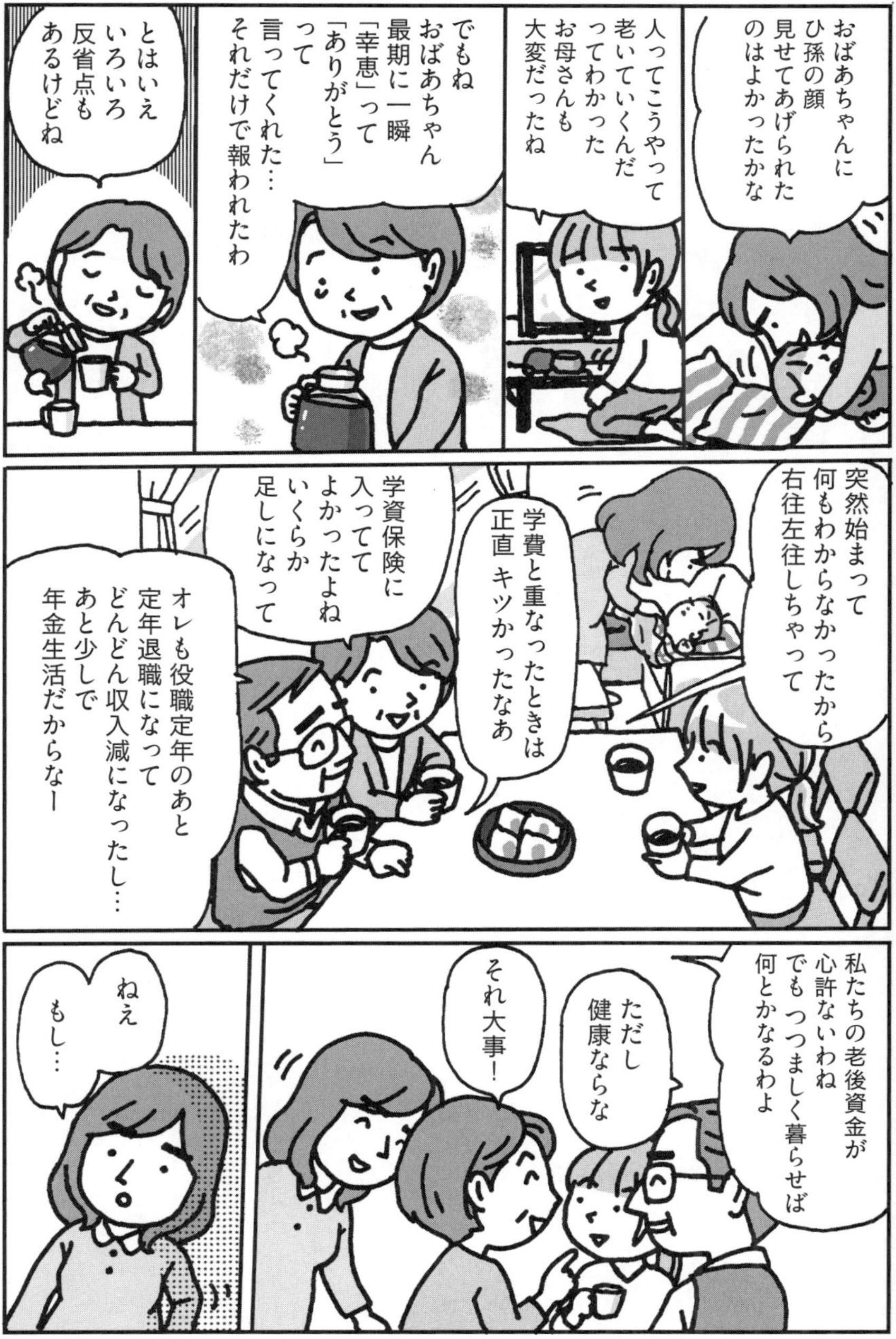
おばあちゃんにひ孫の顔見せてあげられたのはよかったかな
人ってこうやって老いていくんだってわかったお母さんも大変だったね
でもねおばあちゃん最期に一瞬「幸恵」って「ありがとう」って言ってくれた…それだけで報われたわ
とはいえいろいろ反省点もあるけどね
突然始まって何もわからなかったから右往左往しちゃって
学費と重なったときは正直キツかったなあ
学資保険に入っててよかったよねいくらか足しになって
オレも役職定年のあと定年退職になってどんどん収入減になったし…あと少しで年金生活だからなー
私たちの老後資金が心許ないわねでもつつましく暮らせば何とかなるわよ
ただし健康ならな
それ大事!
ねえもし…

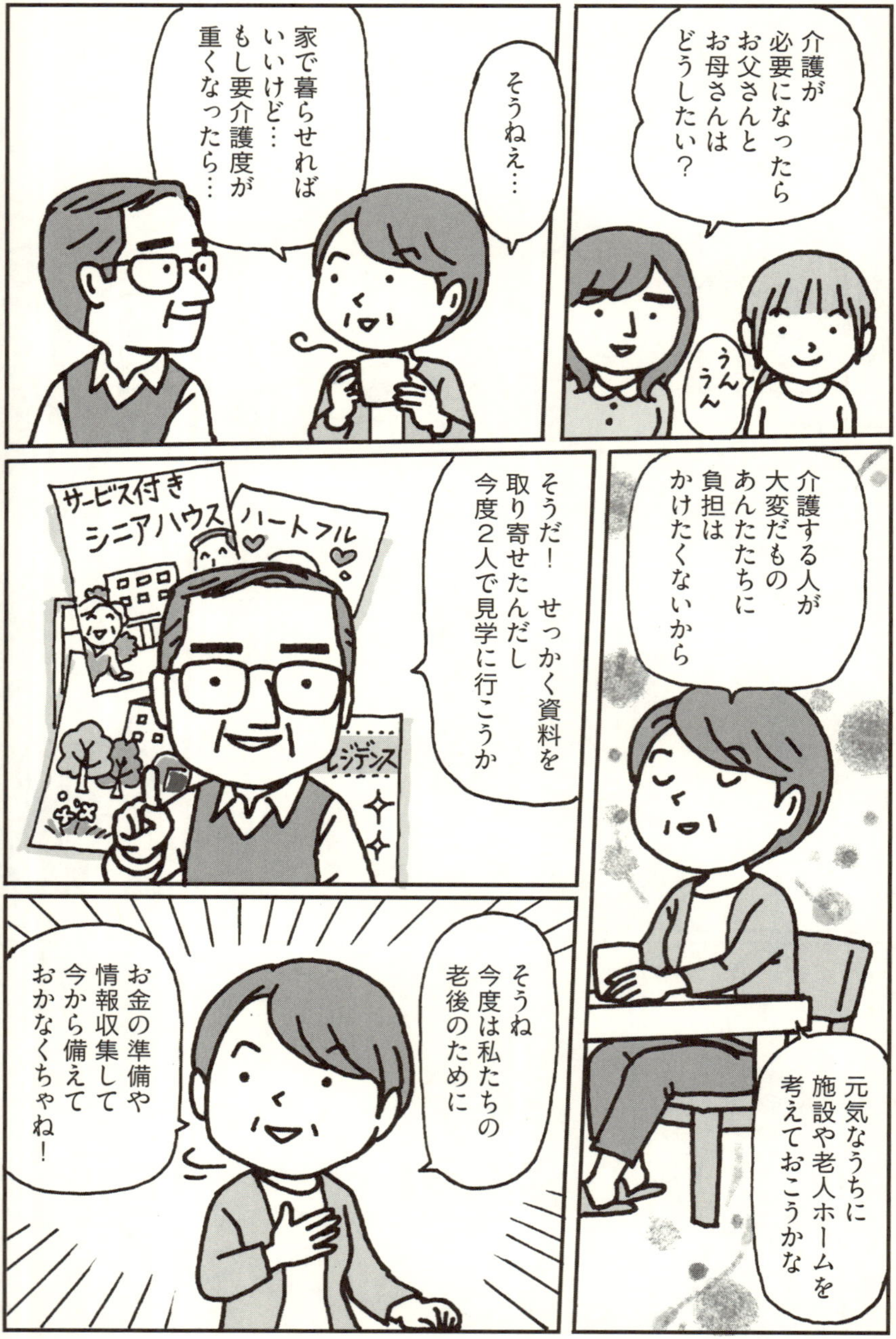
介護が必要になったらお父さんとお母さんはどうしたい？
うんうん
そうねえ…
家で暮らせればいいけど…もし要介護度が重くなったら…
介護する人が大変だものあんたたちに負担はかけたくないから
元気なうちに施設や老人ホームを考えておこうかな
サービス付き
シニアハウス
ハートフル
レジデンス
そうだ！ せっかく資料を取り寄せたんだし今度２人で見学に行こうか
そうね今度は私たちの老後のために
お金の準備や情報収集して今から備えておかなくちゃね！

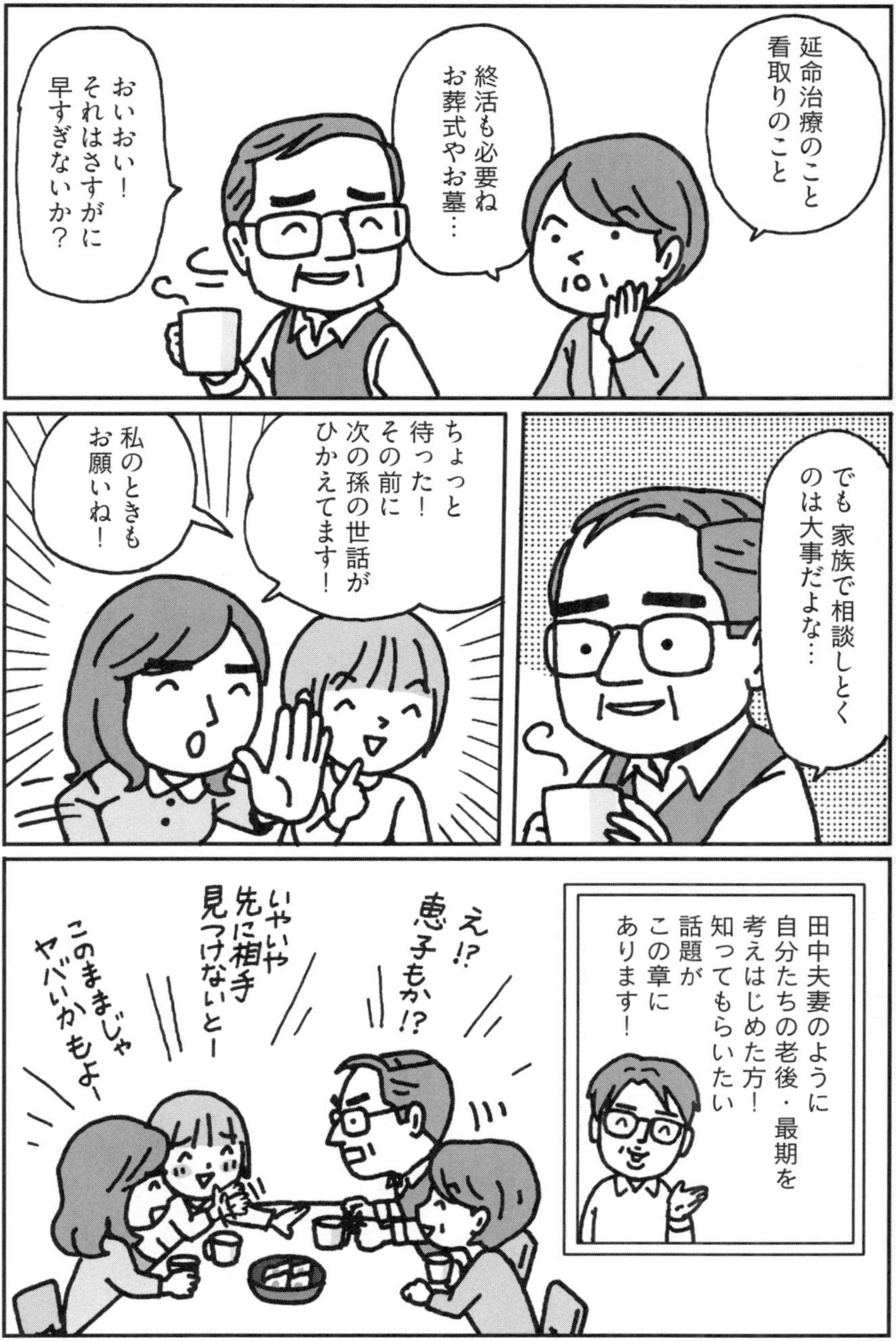

延命治療のこと
看取りのこと
終活も必要ね
お葬式やお墓…
おいおい！
それはさすがに
早すぎないか？
でも 家族で相談しとく
のは大事だよな…
ちょっと
待った！
その前に
次の孫の世話が
ひかえてます！
私のときも
お願いね！
田中夫妻のように
自分たちの老後・最期を
考えはじめた方！
知ってもらいたい
話題が
この章に
あります！
え!?
恵子もか!?
いやいや
先に相手
見つけないとー
このままじゃ
ヤバいかもよ～

67 医師は介護を知らない

医療と介護は切り離せない。認知症にせよ脳卒中にせよ、病気になってしまったら、患者はもちろん、家族もまずは病院に行くことになるだろう。それら以外にも、ちょっとした風邪から継続的な治療が必要な持病まで、高齢者は医療なしには生きていけない。

しかし、実は医師には介護を知らない人が多い。昨今はこれだけ介護や認知症が話題となっているだけに、詳しい医師もいるにはいる。往診などを通じて地域社会と密接な関係にある医師であれば、介護についてもかなり明るいことが多い。

ところが、大病院勤務を経て開業・診療している医師は、専門医が多い傾向にある。こうした専門医は、特定の病気に関しては専門的な知識・技能を持っていても、介護については意外と知らないものだ。

「昔から診てもらっているから、あのお医者さんに聞いてみよう」とか、総合病院に通院している人なら、「とりあえず、診てもらっている医師に聞いてみよう」と思うのは自然なことだし、運良く介護に精通した医師に出会えれば、いろいろアドバイスをもらえるかもしれない。しかし、基本的に医師から得た情報だけで満足してはいけないのである。

68 認知症の専門医は少ない

既述のとおり、介護が必要になる原因で最も多いのが認知症だ（4参照）。昨今は新聞やテレビなどでこの言葉を見聞きする機会が多くなり、対応が社会的な課題となっているといっても過言ではない。

では、予防や治療に向けての体制が整っているかといえば、残念ながらまだ道半ばだ。たとえば、これだけ認知症が話題になっているのに、この病気に詳しい医師は、いまだ多いとはいえない。内科の医師であっても、詳しく知らない人が少なくない。

基本的に認知症の専門医が働いているのは、「認知症疾患医療センター」と呼ばれる機関だ。２０１６年現在、全国ではこうしたセンターが15ヵ所、各地域の精神科病院などに含まれているのが３３５ヵ所、診療所・病院は25ヵ所となっている。しかし、２０２５年には認知症患者数が７３０万人に達すると推計されているのを考えれば、決して十分とはいえまい（もちろん、こうしたセンター以外でも、以前に比べれば認知症に詳しい医師は増えているのだが）。

実際、認知症の症状は生活場面で生じるものなので、診療の数分間で適切な対処法を見つけるのは難しい。特に高齢者は、医師の前では「できます。覚えています。日常生活に変わりありません」と張り切ってしまいがちとなる。要介護認定の認定調査のときのように、家族などが診療に立ち会って生活実態について細かく伝えるべきだろう。

現在のところ、認知症は治すことはできないが、適切な対応や早期治療で進行を遅らせることはできるので、診てもらうなら専門医に、しかも早めの受診がお勧めだ。そのためには、前もってよく探しておく必要があるだろう。

69 意外とお金がかかる往診

高齢者が通院するのは意外と難しい。足腰が丈夫な人ならいいが、転ぶ危険があるとか、軽い認知症があって交通機関をうまく利用できない、などの問題があると、家族が付き添わねばならず大変だ。それでも近くのクリニックに行く程度ならまだいいが、遠方の総合病院などに行くとなると、通院だけでひと仕事になってしまう。

そんなときに頼りになりそうなのが往診だ。家までわざわざ足を運んでくれる医師の存在はたいへんありがたい。しかし、それなりにお金がかかるものと知っておいたほうがいいだろう。

一口に「往診」といっても、あらかじめ立てた計画に基づいて定期的に行われる「訪問診療」と、必要によりその都度訪問する「往診」とは区別されていて、それぞれかかる費用も異なる。うち、たとえば往診にかかる費用は、こんな具合だ。通常の外来診療料に加え、1回の往診料は、1割負担の場合は720円、3割負担の場合は2160円。また、夜間・深夜の場合は別途料金が加算され、往診の際の医師の交通費が患者の自己負担となることもある。

医師のほうから来てくれるのだから、通院より割り増しになるのは当然と言わねばならない。しかし、たとえば国民年金のみで生活している高齢者は、毎月の年金額が5万円前後であるため、往診の費用は高いと感じるだろう。

かつて、私がケアマネジャーとして現場で働いていたとき、担当した高齢者に、「お医者さんに家まで来てもらってはどうか」と勧めたことがあった。ところが、通院と比べて費用がかさむので無理、と断られた経験がある。

この人は杖で歩くのがやっとで、毎回の通院で転倒の危険があった。だからこそ往診を考えたのだが、費用の面で無理だったケースだ。バスなどの交通機関を利用して病院へ行くとなると、かなり苦労するだろうことは傍目《はため》にも明らかだった。

せっかく往診してくれる医師がいても、当人の経済的な問題で利用できないケースが多々ある。医療サービス自体は平等であっても、現実には、各人の経済的状況によって、アクセスできる範囲は限られてしまうのだ。

70 老健で必要な医療が受けられる……とは限らない

介護保険制度上、「施設」と呼ばれるサービスが3つあるのは第5章に書いたとおりだが、まだ触れていなかったのが介護老人保健施設（老健）である。老健と特養の違いは、「入所期間が決まっているか否か」「リハビリを行うか否か」とともに、「基本的な医療費が施設利用料に含まれているか否か」にある。

老健は、たとえば入院したお年寄りが退院したあと、在宅復帰のための医療的ケアと日常生活上のサービスを受ける場所だ。常勤の医師もいる。その意味で、いわば病院と在宅の中間に位置づけられている。

その特徴は、医療サービスを提供してくれる点にあるだろう。たとえば入所したお年寄りが風邪で体調を崩した場合は、施設内で診察・処置してもらえる。当然、処方・投薬・点滴といった医療行為が含まれる。介護保険の施設でありながら、いわば基本的な医療費が施設利用料の中に含まれている、というわけだ。

こう聞くと心強く感じるかもしれないが、受けられる医療が限られていることは知っておこう。どの程度までの医療サービスが受けられるかというと、厚労省の通知では「比較的安定している病状に対する医療」となっている。

だから、施設の常勤医師は専門医ではなく、医療設備も少ない。このため、複雑な医療行為や画像診断、外科手術などは別の病院に行かなければならない（その場合にはもちろん、医療保険適用となる）。眼科や歯科といった医療サービスもそうである。

受けられる医療が限られる背景には、施設の収益性の問題もある。老健の収入は、利用者1人につき1日いくらと決まっているのだ。

たとえば、投薬を考えてみよう。処方にあたってはジェネリック医薬品を使ったほうが薬剤費が安く済むため、老健側としては収益が高くなる。一方、入所したばかりの利用者の中には、それまで診てもらっていた医師が新薬を使っているケースも多い。在宅で医療を受けている場合は医療保険が適用されるため、利用者（患者）は一定の自己負担額で済むから、新薬であろうとジェネリック医薬品であろうと、患者はあまりその差を実感しない。

しかし、老健側は、入所したばかりの利用者に高い医薬品が処方されていれば、安いジェネリック医薬品の使用を促すかもしれない。そのほうが施設側の収益が多くなるからだ。もちろん、本人の病状や薬の効能は考慮されるだろうが。

71 「命の選択」を迫られるときが必ずある

老いを止めることはできない。親でも配偶者でも、だんだんと体が衰えていき、ときには救急車のお世話になることだってあるはずだ。ところが、とりわけ最期のときが迫った高齢者の家族などは、搬送先で医師から、

「もう口から物が食べられない状態です。命を助けるために、胃ろうにしますか?」

と判断を迫られる可能性がある。誰にでも起こり得ることだ。

胃ろうによって高齢者が体力を取り戻し、再び口から食べられるようになって無事回復するケースはある。しかしこれは病状によるので、必ずよくなるとは言い切れない。

回復しない場合は、本人にとっても家族にとっても負担の重い介護生活が長く続くことになる。口から食べなくても生きられる一方、退院後に在宅で生活するとなると、胃ろうのためにあけた穴やチューブの管理など、さまざまな医療的ケアが不可欠となるからだ。

では、胃ろうを選択しないとどうなるか。最期のときに向かう「終末期」のプロセスを踏むことになるのは間違いない。

医療技術の発達は、たとえ意識不明で病院に運ばれた場合でも、患者が命を永らえることを可能にした。しかし、命を永らえるということは、家族の介護生活が長くなるということでもある。高齢者の命と家族の生活を天秤《てんびん》にかけるようなことを書くのは不謹慎、と言われそうだが、これが現実だ。

なお、専門家に委ねるという選択もできるが、「先生にお任せします」と言えば、間違いなく胃ろうの処置がなされる。医療機関も医師も、もちろん回復を期待しているのだが、同時に訴訟を恐れてもいる。だから「最善の策」すなわち延命措置を講じるのである。

ときにはこのような「命の選択」を、あなたも迫られる。急に搬送されて決断を迫られても、命に関わることにすぐには対応できないのが人間というものだが、こんな場面は誰にでもやって来るものと、あらかじめ考えておいたほうがいい。

72 「最期は自宅で」はけっこう難しい

人間はいずれ死を迎える。だから介護においては、「どこで最期を迎えるか」という問いを避けて通れない。看取りの場となり得るのは基本的に、①病院、②自宅、③介護施設だ。ちなみに我が国の場合、いまだに病院で最期を迎える人が大多数を占めている。どこで最期を迎えるのがいいかは、難しい問題だ。

病院は治療の場であり、延命治療の問題もあるため、結局、家族に「決断」という重い負担がかかる（71参照）。

自宅はどうだろうか。自宅での最期を望んでいる人が多いという統計を12で紹介したが、この統計は〝調査に応じられるくらいしっかりした人〟が答えているのだから、死を迎えつつある当事者の切実な意見が反映されているとはいいきれない。

また、第2章、第4章を読んだ方はおわかりだろうが、在宅介護を継続できるかどうか、そもそもそれすらはっきりしない。さらに、要介護者や家族の心境は複雑だ。たとえば筆者は、介護現場で働いていた際、多くの人から、

「自宅で死ぬとなると家族に負担をかけかねない。財産を施設の費用にあてて、家族に迷

惑をかけずに最期を迎えたいんだけど」

という相談を受けた経験がある。家族がいないため（もしくはいても遠方に居住していて）独居の人の中にも、「自宅で死にたい」と言う人がいるが、体が衰えるにつれ不安になり、心変わりするケースはめずらしくない。

介護にあたる家族の中にも、「家で看取る」という決心を語る人はいる。しかし現実に死が近づくと、たとえば高齢者が苦しそうな様子を見せることがある。また、夜ごと見守らねばならない場合もある。そうなったとき、負担や不安感に耐えかねて病院に頼るケースは後をたたない。一方、施設にはすぐ入れるとは限らない。しかも筆者の知る限り、看取りまで含めた体制が整っているところは少ない。

このように「死に場所」は最後までなかなか決まらないし、病院・家・施設の3つのうちどこを選ぶにしても、メリット・デメリットがあって難しい。さまざまな選択肢を考慮しておかないと、死に場所を見いだせない「看取り難民」になってしまうリスクも考えられるのだ。

73 家族がいてもあり得る「孤独死」

要介護者が自宅で生活するにあたり、もう1つ指摘しておきたいリスクがある。それは「孤独死」である。

女優の大原麗子さんが亡くなったのは、2009年のことだ。2週間ほど連絡がとれなくなったため、家族が警察官と自宅に入ったところ、亡くなっているのが発見された。死後3日経過した状態だったため、孤独死として話題になった。あの大女優が孤独死とは、何だか寂しさを感じる。

孤独死のリスクを抱えた人といえば、身よりがなく、経済的に貧しく、介護サービスの利用も控えめな人が思い浮かぶかもしれない。しかし、亡くなった大女優は、明らかにこうしたイメージとはかけ離れた人であった。

つまり、親族と行き来があったとしても、孤独死になる可能性は誰にでもあるということだ。推計では、年間3万人以上が孤独死しているとも言われる。決して、貧困層や天涯孤独な人たちだけの問題ではないのだ。

考えてみれば、家族がいても遠方に住んでいれば高齢者は独居となる。同居していても、たとえば出張などで短期的に〝一人暮らし〟になることもあるだろう。緊急通報システムなど、高齢者が助けを呼べるサービスは充実してきたが、誰もが使いこなせるとは限らない。認知症になればなおさらである。孤独死は決して他人事ではないと思っておいたほうがいいのだ。

国は医療と介護の連携を強化して、在宅における「看取り」を推し進めている。しかし、在宅で平穏に最期を迎えるのは、いまだ理想と考えるべきなのかもしれない。

これは知っておこう！　対策と豆知識

74 医療と上手に付き合うために必要なもの

かかりつけ医

ある調査によれば、日頃から決まった医師ないしは医療機関を受診しているか否かについて、32・7％の人が、「そのような医師・医療機関はない」と回答している。これは、3割ほどの人には「なじみ」と言える医療従事者がいないことを示唆している。

行き当たりばったりの受診では、症状に対処することはできても、病気の予防や早期発見は望めない。認知症のような病気は、日頃から診ている「かかりつけ医」でなければ、相談にものりにくい。逆に、早い段階で疾病に気づくことができれば、重度の要介護状態になる前に何らかの対応が可能となるかもしれない。

医療で失敗しないため、私たちにまずできることは、気軽に相談できる「かかりつけ医」を持つことだ。できれば大病院を経て開業した専門医ではなく、地域で診療を続けていて、多面的な知識がある総合医を選ぶのが望ましい。日本の医療制度においては、患者は自由に医療機関を選択できるため、「かかりつけ医」を替えることは容易に可能である。

看護師

医療情報を得るには医師に聞くのがベストだが、患者の側は医師と話す時間が少ないと感じるはずだ。だから、できれば相談相手として看護師を探しておきたいものである。

重度の要介護状態になると、医療サービスが必要不可欠となることも多い。最近は、医療的ケアを伴う要介護高齢者が増えるにつれ、看護師が高齢者援助の中心になってきている。医療機関の入院期間が短縮化され、在宅で介護生活を送る要介護高齢者が増えていることも影響している。

もし、医療的ケアを伴いながら在宅で介護生活を送ることになったら、ケアマネだけでなく、良心的な訪問看護師も一緒に探しておくべきであろう。在宅介護現場で、最も身近な医療職は訪問看護師だからである。

75 最期のときに最低限、必要なもの

医師と看護師

要介護者の死後も、医療関係者の存在は欠かせない。どこで最期を迎えるにせよ、亡くなった直後には「エンゼルケア」を行わねばならない。これは人が亡くなった後、医療器具の取りはずしや清拭《せいしき》（体を拭くこと）、体液や排泄物の処理、化粧などを行うことで、通常は看護師の仕事とされている。なぜ医療従事者が行うかといえば、感染の危険があるからだ。

また、亡くなった直後は医師も必要だ。死亡診断書を書いてもらわなければ、葬儀を出すことすらできない。このとき「かかりつけ医」が主治医なら、死因も特定しやすく死亡診断書を書いてもらいやすい。

ちなみに自宅で最期を迎えた場合、状況によっては、たとえ主治医がいても警察が一定の介入をすることがある。そうなると、関係者が質問を受けたり手続きをしたりと煩雑に

なることは知っておこう。

個室

施設を終の棲家に選んだ場合は、事前に個室を用意しておかねばならない。施設での看取りがいまだ容易でないのは、環境的要因があるからだ。施設で最期を迎えるときは、事前に個室に移り家族が付き添うのが一般的で、施設側もそれを望む。ところが、たとえば多床室（相部屋）の特養においては、居室の他に個室を確保しにくいところもあり、同時に2人しか看取れないという施設もある。

葬儀費用

そして何より、お金のことを忘れてはならない。葬儀・埋葬の費用体系を取材するため、ある大手の葬儀業者に話を聞いたことがある。担当者によれば、葬儀業界では生活保護受給者の方が亡くなられた場合の費用を最低限の料金としているという。その相場は「葬儀料20万円＋埋葬料10万円」の計30万円だそうだ。

その場合の流れは一般に、次のような感じだ。病院や在宅で亡くなった場合、事件性がない限り葬儀業者が遺体を引き取り、一時、保存冷蔵庫（庫内が凍らない程度の温度に設定されている）に安置する。そして火葬場の手配と日程調整を行い、お骨にする。このプロセスを業界では「直葬」というそうである。

これは最低限のことしかしなかった場合だが、普通に葬儀を出す場合はいくらかかるのか。民間団体が葬儀費用を調べた結果がいくつか公表されている。サンプル数がそう多くない調査だが、それによると飲食費などを除き、葬儀そのものにかかる費用は平均１２０万円ほどで結果が一致している。介護にもお金が必要、死んだあとにもお金が必要となると、いささか鼻白む人もいるだろう。だが、これが現実なのである。

76 最良の孤独死対策は「近所づきあい」

死後何週間もたってから発見されることほど、寂しいものはない。時間がたつと遺体も傷む。孤独死を防ぐためには、家族や親族の見守りが必要だが、昨今は、こうした従来の家族機能を前提にするだけでなく、地域全体でのネットワークづくりが不可欠となっている。

その意味では、近所づきあいは大事にしておくべきだろう。歳をとると人と接するのが煩わしいと感じる人も多いだろうが、いざというときにほんとうに頼りになるのは実は「ご近所さん」である。とりわけ一人暮らしになったら、自治会活動などに参加して積極的に地域交流をするといい。地域での人間関係を重視していれば、必ず気にかけてもらえる存在になる。「見守る・見守られる関係」が、孤独死の予防にとっては重要である。

ちなみに個人差はあるものの、女性のほうが独居であっても地域や友人とのつきあいを維持しやすい。地域や友人とのつきあいといった生活力は、女性のほうが男性よりも勝っている傾向があり、家族・親族との人間関係と同様である。ゴミ出し、買い物、地域のイベントなど、女性が元気に活動しているのを地域社会ではよく見かける。

77 そして結局、大事なのは「事前の家族会議」

穏やかな最期を迎えたい／迎えさせてやりたいと思っても、延命治療がそれを阻むケースは十分に考えられる。もちろん、延命治療を望むなら、それも高齢者あるいは家族の自由である。どちらを選択するにしろ、後悔しないように準備をしておきたいものだ。

月並みに聞こえるかもしれないが、最良の準備は「事前の家族会議」以外にはない。延命治療の問題は、実際に直面する前に家族でよく話し合っておくべきだろう。元気なうちに親族同士で申し合わせたうえで、本人の意志で一筆「延命治療は望まない」といった書面を残して確認し、救急搬送された際に医師に手渡せれば理想的だ。

看取りに限らず、介護に上手に備えるには、親が元気なうちに家族会議をしておくべきなのだ。実際、元気なうちから要介護状態になったときのことについて家族で話し合っている人達もいる。親の年金などを計算しながら、もし介護が必要となれば、子どもは同居して介護することはできないが、かわりに親には一定の資金援助のもと介護施設で暮らしてもらう、といった具合に詳しく確認している人もいるのである。

もちろん、人間の感情は変わりやすいものなので、いざとなれば、「施設に入りたくない。自宅で子どもに介護してほしい」と、気持ちが変わる親もいないわけではないが、今からでも本人と相談するに越したことはないのである。

エピローグ

50代前後から親の介護について気にする人が多くなるが、基本的にこれまで述べたことを踏まえていただければ、何らかの対処はできるはずだ。ただ、最後に忘れてはならないのは、ヘルパーやボランティアなど支えてくれる人達に「感謝」の気持ちを忘れないことである。

無論、モラルに欠ける質の悪い支援者（ヘルパーなど）に対しては、しっかりと「苦情」を言うべきだ。しかし、きちんとケアしてくれたり話を聞いてくれる支援者に対しては、「あいさつ」「感謝の気持ち」「笑顔」で対応することを心掛けるべきであろう。

筆者が介護現場で働いていた時は、「介護保険料が毎月、年金から天引きされるし、自己負担分1割も支払っている。ヘルパーは賃金をもらっているので、しっかりと働いてもらわないと」という〝上から目線〟の高齢者は少なくなかった。家族も「介護保険があるから、親の面倒はヘルパーや施設にしっかり見てもらえるはずだ。ちゃんとやってもらわないと。うちの親は心身の機能が低下しているんだから」と、支援してもらうのが当然であるかのように思っている人もいた。

確かに、要介護者やその家族が抱えている問題は深刻で、日々大変な思いをして生活しているケースも少なからずある。だからといって、「面倒を見てもらって当然」「ヘルパーは家政婦」と言わんばかりの態度は、いかがなものだろうか。

利用者側に誠意がなければ、良質なサービスを受ける機会は減っていく。もちろん、ヘルパーらは専門家であるから、たとえ要介護者や家族から小言を言われても、しっかりと仕事はするであろう。しかし、それなりのサービスしか提供されないと思う。

専門家といえども「人間」であり、誠意をもって接する利用者とそうでない人とでは自ずと対応が異なる。しかも今後、介護人材不足が深刻化していくと、横柄な態度をとる要介護者は、介護事業者がやんわりと断るかもしれない。つまり、「手のかかる」「偉そうなケース」は敬遠されてしまうのだ。ボランティアに至っては、「無愛想」「あいさつもしない」「感謝もしない」といった高齢者を相手にしたがらないかもしれない。そうなると、地域の支援を活用することすら難しくなるであろう。

昨今、「セクハラ」「パワハラ」が話題となっているが、介護の現場でも要介護者や家族による介護職へのハラスメント問題が深刻化しつつある。２０１８年６月に公表された介護系労働組合「ＵＡゼンセン日本介護クラフトユニオン」の調査（最終結果）によれば、介護現場で働く者の約４割が、高齢者やその家族からセクハラを受けた経験があるという。こうしたセクハラ問題は10年以上も前から顕在化しており、２００７年に公益財団法人介護労働安定センターが公表した調査結果でも、１割以上の介護職がセクハラ被害に遭っていたそうだ。

実際、筆者のゼミ生だった介護職員のなかにも、要介護者やその家族からハラスメントを受けて辞めてしまっているケースがある。もちろん介護職は、認知症や精神疾患が原因の暴言・暴力には（非常に大変ではあるが）専門家として対処する。しかし、あまりに横柄な高齢者やその家族を前にすると、精神的に苦痛を感じ、介護という仕事にやりがいを見いだせず辞めてしまうのだ。

安定した介護生活を送るには、支援者の技量や態度もさることながら、高齢者やその家族が、支援してくれる人に誠意をもって対応することも重要なのだ。「支えられ上手」になることも、介護生活を送るうえで忘れてはならないことである。

介護は「人」を介してのサービスであり、「支えられる側」と「支える側」の信頼関係を築けるか否かでかなり違ってくると、筆者の経験から言える。読者のみなさんに対し、最後は少々厳しいことを書いてしまったが、くれぐれも心掛けておいて欲しい。あえて注意喚起し、本書の締めくくりとしたい。

2018年8月

結城康博

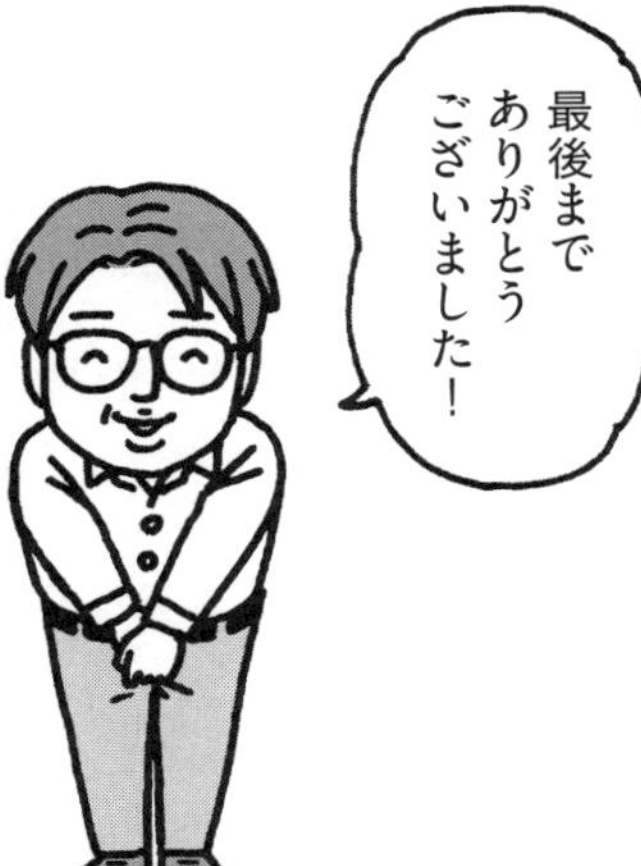

等について」（報道発表資料、2018年5月21日）
厚生労働省老健局介護保険計画課「介護保険最新情報」Vol.592（2017年5月30日付）
厚生労働省老人保健課「要介護認定の仕組みと手順」（2016年6月1日に開催された「第1回介護休業制度における「常時介護を必要とする状態に関する判断基準」に関する研究会」の資料6）
生命保険文化センター「生活保障に関する調査」（平成16年度、19年度、22年度、25年度、28年度の各版の概要や速報を参照した）
内閣府『平成28年版　高齢社会白書（全体版）』

第4章

東京家庭裁判所・東京家庭裁判所立川支部「成年後見人等の報酬額のめやす」（2013年1月1日）
日本創成会議「東京圏高齢化危機回避戦略　一都三県連携し、高齢化問題に対応せよ〈概要版〉」（2015年6月4日）

第5章

厚生労働省「高齢者虐待の防止、高齢者の養護者に対する支援等に関する法律に基づく対応状況等に関する調査結果」（平成18年度、28年度の各結果を参照した）
みずほ情報総研「特別養護老人ホームの開設状況に関する調査研究」（平成29年3月）

第6章

鎌倉新書「第3回お葬式に関する全国調査」https://www.e-sogi.com/research/2017/（2017年）
健康保険組合連合会「医療・医療保険制度に関する国民意識調査－調査結果の要旨－」（2017年9月25日）
日本消費者協会「第11回　葬儀についてのアンケート調査　報告書」（2017年1月）
結城康博『孤独死のリアル』（講談社、2014年）

エピローグ

介護労働安定センター「介護労働者の就業実態と就業意識調査 結果ポイント」http://www.kaigo-center.or.jp/report/h19_chousa_04.html
UAゼンセン日本介護クラフトユニオン「ご利用者・ご家族からのハラスメントに関するアンケート　調査結果報告書（2018年4月～5月実施）」http://www.nccu.gr.jp/rw/contents/C03/20180709000101.pdf（2018年）

参考資料・文献（章ごと・著者五十音順）

プロローグ

厚生労働省「平成29年（2017）人口動態統計月報年計（概数）の概況」
厚生労働省「平成29年（2017）人口動態統計の年間推計」
総務省「労働力調査（基本集計）　平成30年（2018年）4月分（速報）」
内閣府・警察庁「平成29年中における自殺の状況」（2018年3月16日）

第1章

厚生労働省「平成28年雇用動向調査結果の概要」
生命保険文化センター「平成27年度　生命保険に関する全国実態調査〈速報版〉」
総務省「平成24年就業構造基本調査　結果の概要」
内閣官房・内閣府・財務省・厚生労働省「2040年を見据えた社会保障の将来見通し（議論の素材）」（2018年5月21日）
野村総合研究所「特別養護老人ホームにおける入所申込者に関する調査研究ー報告書ー」（2010年3月31日）

第2章

厚生労働省「介護事業所・生活関連情報検索」http://www.kaigokensaku.mhlw.go.jp/
厚生労働省「仕事と介護の両立について」（第160回労働政策審議会雇用均等分科会の資料、2015年10月8日）
厚生労働省「平成28年度雇用均等基本調査（確報）」
東京都産業労働局「平成27年度東京都男女雇用平等参画状況調査結果報告書」
内閣府「未婚化の進行」http://www8.cao.go.jp/shoushi/shoushika/data/mikonritsu.html
東田勉『完全図解　世界一役に立つ介護保険の本』（講談社、2018年）
三菱UFJリサーチ＆コンサルティング「地域包括支援センターが行う包括的支援事業における効果的な運営に関する調査研究事業報告書」（2018年3月）
三好春樹（監修）、東田勉（編著）『完全図解　介護のしくみ　改訂第3版』（講談社、2015年）
結城康博「「多重介護」から見える介護者の危機」『おはよう21』2015年10月号所収（中央法規出版）
結城康博（監修）「よくわかる介護」（三井生命保険株式会社のパンフレット、2017年4月版）

第3章

厚生労働省「介護費の地域差分析について」（第7回医療・介護情報の活用による改革の推進に関する専門調査会の資料、2016年3月23日）
厚生労働省「介護保険事業状況報告の概要（平成30年3月暫定版）」
厚生労働省「第7期計画期間における介護保険の第1号保険料及びサービス見込み量

図版出典

図1-1　第11回健康日本21（第二次）推進専門委員会資料（2018年3月9日）および厚生労働省「平均寿命と健康寿命をみる」（ウェブで公開されているPDF）より作成

図1-2　内閣府『平成30年版　高齢社会白書（全体版）』

図1-3　内閣府『平成29年版　高齢社会白書（全体版）』

図1-4　内閣府『平成30年版　高齢社会白書（全体版）』

図1-5　厚生労働省「国民生活基礎調査の概況」各年のデータより作成

図1-6　内閣府『平成29年版　高齢社会白書（全体版）』

図1-7　朝日生命保険相互会社『介護をしている家族に関する調査』のデータより作成

図1-8　生命保険文化センター「平成28年度　生活保障に関する調査」より作成

図1-9　厚生労働省「平成28年 国民生活基礎調査の概況」および、同『平成14年版　高齢社会白書（全体版）』より作成

図1-10　厚生労働省「平成26年（2014）患者調査の概況」

図1-11　厚生労働省「平成26年（2014）患者調査の概況」

図1-12　厚生労働省「特別養護老人ホームの入所申込者の状況」（プレスリリース、2017年３月27日）より作成

図1-13　内閣府『平成30年版　高齢社会白書（全体版）』

図1-14　介護労働安定センター「平成28年度「介護労働実態調査」の結果」

図1-15　「介護福祉士の養成校、入学者が過去最少に　定員数・充足率も最低を記録」（ジョイント介護 http://www.joint-kaigo.com/ 2017年8月17日付記事、日本介護福祉士養成施設協会調べ）

図1-16　生命保険文化センター「平成27年度　生活保険に関する全国実態調査」より作成

図1-17　内閣府『平成29年版　高齢社会白書（全体版）』。同資料の平成30年版には、同じテーマに関するより詳細な最新の調査結果が掲載されているが、回答の傾向は大きくは変わっていないため、紙幅の都合およびわかりやすさを考慮して、本書では平成29年版のグラフを引用した

図1-18　厚生労働省「第6期計画期間及び平成37年度等における介護保険の第1号保険料について」と「介護費用と保険料の推移」をもとに作成。ただし、2025年度〜の推計値については、内閣官房・内閣府・財務省・厚生労働省「2040年を見据えた社会保障の将来見通し（議論の素材）」（2018年5月21日）による

図1-19　厚生労働省「平成27年度　介護保険事業状況報告（年報）」をもとに作成

図1-20　内閣府「平成24年度　高齢者の健康に関する意識調査（概要版）」より作成

図1-21　厚生労働省「平成28年（2016）人口動態統計（確定数）の概況」より作成

図3-1　厚生労働省「高額療養費制度の見直しについて（概要）」より作成

図3-2　厚生労働省「介護事業所・生活関連情報検索」のウェブサイトなどをもとに作成

図3-3　厚生労働省「介護事業所・生活関連情報検索」のウェブサイトなどをもとに作成

装幀　渡邊民人（TYPEFACE）
本文DTP　朝日メディアインターナショナル
漫画・イラスト　秋田綾子
協力　広田芳枝

| 著　者 | 結城康博（ゆうき・やすひろ）

1969年生まれ。淑徳大学総合福祉学部教授（社会保障論、社会福祉学）、経済学修士、政治学博士。社会福祉士、ケアマネジャー、介護福祉士の資格も持つ。1994〜2007年、地方自治体に勤務。介護職、ケアマネジャー、地域包括支援センター職員として介護部署などの業務に従事した。テレビ、新聞、雑誌などメディアへの出演や寄稿も多数。『日本の介護システム』（岩波書店）、『福祉は「性」とどう向き合うか』（米村美奈らとの共著、ミネルヴァ書房）などの専門書・論文から、『孤独死のリアル』（講談社現代新書）、『介護破産』（村田くみとの共著、KADOKAWA）ほかの一般書まで多数の著作がある。

突然《とつぜん》はじまる！
親《おや》の介護《かいご》でパニックになる前《まえ》に読《よ》む本《ほん》　介護ライブラリー

2018年 9月 4日　第1刷発行

著　者　結城康博《ゆうきやすひろ》
発行者　渡瀬昌彦
発行所　株式会社講談社
東京都文京区音羽二丁目 12－21　郵便番号 112－8001
電話番号　編集　03－5395－3560
販売　03－5395－4415
業務　03－5395－3615
印刷所　慶昌堂印刷株式会社
製本所　株式会社国宝社

ISBN978-4-06-512940-1
N.D.C.369　207p　19cm